Over scherp zijn gesproken

Over scherp zijn gesproken

Beter sporten onder druk

Rico Schuijers

Bohn Stafleu Van Loghum Houten/Diegem1997

ISBN 90 313 2447 7
NUGI **468**/711
D/1997/3407/093

Lay-out en ontwerp omslag: Marie-Jan Ousen, Varik

Bohn Stafleu Van Loghum
De Molen 77
3995 AW Houten

Kouterveld 2
1831 Diegem

Inhoud

Woord vooraf

Na zeven jaar hard werken is het tijd voor een boek. Hard werken, om een praktijk voor sportpsychologie op te zetten en om sporters en coaches te overtuigen van het nut van mentale training. Het resultaat van die arbeid, mijn kennis en ervaring, wil ik graag met anderen delen. Want hoewel velen in de sportwereld inmiddels gebruik maken van mentale training, is lang niet iedereen ermee bekend. Daarom dit boek: om aan te geven waar het in de sportpsychologie en mentale training om draait, namelijk om normale menselijke processen als waarnemen, aandacht en bewegen. Ik hoop en verwacht dan ook dat na het lezen van dit boek de onbekendheid met de materie een stuk minder is geworden.

Het boek bevat zowel theoretische achtergrondinformatie als praktisch bruikbare kennis. De hoofdstukken 2, 3 en 4 zijn vooral van belang voor de lezer die in de theorie is geïnteresseerd. De hoofdstukken 5 t/m 8 zijn voor de meer praktisch ingestelde lezer bedoeld.

Mijn dank gaat uit naar iedereen waar ik vanaf 1990 mee heb mogen werken. Ik noem met name het NOC*NSF, dat door beleid en financiële ondersteuning de mentale trainingen bij nationale teams mogelijk maakt. Daarnaast ook de Vereniging voor Sport Psychologie in Nederland (VSPN), die met haar activiteiten de acceptatie van de sportpsychologie bevordert (als onderdeel van de sportwetenschappen, als onderdeel van de psychologie en in de trainingspraktijk). Verder de (bonds)coaches die me steunen en voor wie mentale training een vast onderdeel is van nationale trainingen, en ten slotte natuurlijk de (top)sporters die mij dag in dag uit scherp houden.

Dankbaar ben ik ook de mensen in mijn directe omgeving, voor wie mijn vastberadenheid en doorzettingsvermogen soms onbegrijpelijk zijn. Maar iedereen heeft steun nodig van het thuisfront, ook ik.

Voor de leesbaarheid van dit boek is gekozen voor de hij-vorm. Waar gebruik wordt gemaakt van hij/hem/sporter, dient ook zij/haar/sportster te worden gelezen.

Rico Schuijers

1 Inleiding

Sportpsychologie en mentale training winnen steeds meer terrein in de sportwereld. Het aanvankelijke scepticisme vermindert, en meer en meer sporters en trainers/coaches willen zich verdiepen in deze zaken. Sportbonden en sporters erkennen vaker het belang van de geest bij topprestaties, en zijn bereid om hierin te investeren. Zo nemen bonden tegenwoordig paragrafen over mentale training op in hun beleidsplannen, en wenden sporters zich tot sportpsychologen om zich te bekwamen in mentale vaardigheden.

Als sportpsycholoog bij nationale teams van een aantal sportbonden heb ik veel ervaring. Sinds 1990 werk ik voor de Nederlandse Bowling Federatie (NBF), sinds 1991 ook voor de Nederlandse Bridge Bond (NBB). Daarnaast ben ik mentale trainer/sportpsycholoog bij de nationale teams van de Taekwondo Bond Nederland (TBN), de Nederlandse Handboogbond (NHB), de Nederlandse IJshockey Bond (NIJB), de Nederlandse Touwtrek Bond (NTB), de Nederlandse Ski Vereniging (NSV) – skiërs, schansspringers en biatleten –, de Koninklijke Nederlandse Schaatsenrijders Bond (KNSB), de Nederlandse Onderwatersport Bond (NOB), de Koninklijke Nederlandse Baseball en Softball Bond (KNBSB), de Nederlandse Hippische Sportbond (NHS) en de Nederlandse Tafeltennis Bond (NTTB). Verder heb ik, als sportpsycholoog verbonden aan de Olympische Steunpunten Brabant en Gelderland, individuele mentale training gegeven aan topsporters in atletiek, judo, boksen, dammen, badminton, squash, zwemmen, schermen, tafeltennis, wielrennen, golf, kanovaren en geweerschieten.

In 1995 heb ik een evaluatie gehouden onder de sporters die in vijf jaar praktijkvoering mentale training hebben gevolgd. Zestig sporters werden aangeschreven, 48 van hen stuurden de vragenlijst terug. Belangrijke vraag was het noemen van verschillen bij het sporten voor en na mentale training. Veertig van de 48 sporters gaf aan na mentale training geconcentreerder te zijn, betere resultaten te behalen, bewuster te zijn gaan trainen en voorbereiden, zelfverzekerder te zijn, minder of geen last te hebben van faalangst of nervositeit en meer plezier in hun sport te beleven.

Aandacht

In de praktijk blijkt dat *aandacht* één van de belangrijkste aspecten is van prestaties op topniveau. Aandacht is een menselijke eigenschap die onontbeerlijk is voor ons dagelijks functioneren, maar vooral bij het leveren van topprestaties op allerlei gebied. Sporters blijken in de praktijk goed uit de voeten te kunnen met het begrip aandacht. Daarmee hebben zij een extra mogelijkheid om prestaties te verklaren. Tegenwoordig geven sporters dan ook vaak aan dat succes of falen te maken heeft met aandacht, of met verwante termen als *concentratie* en *afleiding*. De opmerking bij sporters die mentale training hebben gehad 'ik weet niet waarom het fout ging' hoor je dan ook nauwelijks meer. Het besef hun resultaten te kunnen verklaren, vermindert de onzekerheid van veel sporters. Daardoor voelen ze zich beter, waardoor ze weer beter presteren.

Aandacht speelt ook een rol bij andere zaken dan alleen sport. Zo leveren musici, dansers en andere artiesten regelmatig topprestaties, en geldt voor hen ook dat afleidingen een negatieve invloed hebben op hun verrichtingen. Daarnaast vertelden sporters dat zij hun mentale vaardigheden met succes hadden toegepast bij zaken als rijexamens, tentamens en sollicitaties. De principes die in dit boek aangedragen worden, zijn dan ook buiten de sport goed te gebruiken.

Scherp zijn

De term aandacht gebruik ik in dit boek voor alle zaken die in de volksmond ook met *concentratie* worden aangeduid. Concentratie is in het woordenboek omschreven als *gerichte aandacht*. Sporters gebruiken daarnaast ook vaak de term *scherp zijn* of *scherpte*. De term concentratie blijft gereserveerd voor de 'ideale prestatietoestand'. Die toestand heeft een combinatie van kenmerken die sporters noemen als ze een zeer goede prestatie hebben geleverd: controle hebben over de opwinding, vol energie en toch ontspannen zijn, hoge mate van zelfvertrouwen hebben, juiste gerichtheid van de aandacht, een gevoel van controle hebben, positief en reëel denken over de wedstrijd, en het gevoel hebben dat ruimte en tijd niet bestaan (Ravizza, 1986). Om deze ideale toestand te bereiken, moeten sporters onder andere de juiste waarnemingen doen. In de sport is waarneming van belang omdat het van invloed is op de uitvoering en de keuze van bewegingen. Hoofdstuk 2 over waarnemen geeft onder andere een aantal illustratieve voorbeelden van gezichtsbedrog.

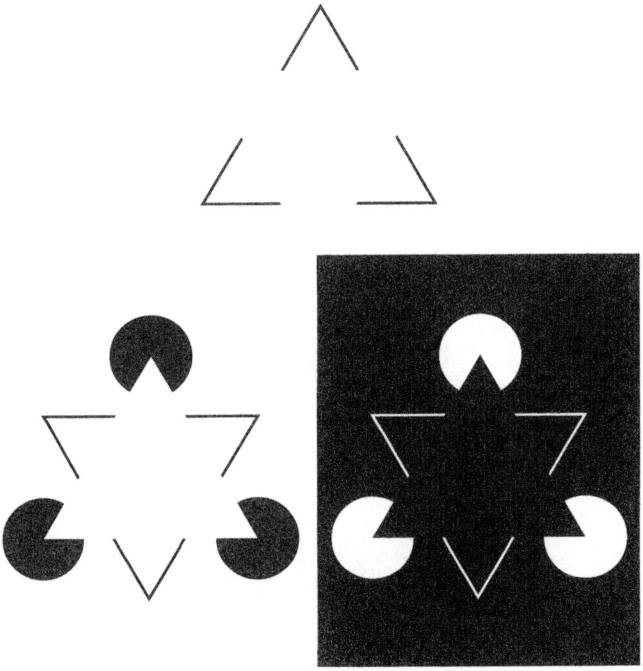

Figuur 2.7 en 2.8 Bijna iedereen ziet hier een driehoek, omdat je geneigd bent de figuur 'af te maken'. Je bent ook in staat om contouren die je niet ziet, wel waar te nemen.

- *Vormgelijkheid.* Een driehoek is een driehoek, waar die ook van gemaakt is (fig. 2.9).

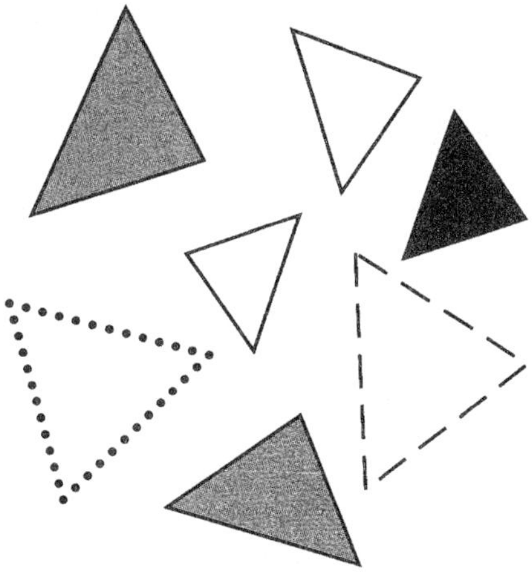

Figuur 2.9 Vormgelijkheid.

De waarneming van diepte

Binoculaire aanwijzingen

Omdat onze ogen een beetje uit elkaar staan, zal een beeld dat op het netvlies verschijnt voor elk oog net iets anders zijn. Aan de hand van die twee verschillende waarnemingen zijn we in staat diepte te bepalen.

Monoculaire aanwijzingen

Er zijn drie aanwijzingen voor diepte die je met één oog kunt zien, te weten lineair perspectief (fig. 2.10), relatieve grootte en interpositie. Relatieve grootte houdt in dat als je weet dat twee voorwerpen identiek zijn maar in grootte verschillen, het grootste voorwerp dichterbij lijkt. Interpositie wil zeggen dat een voorwerp dat de omtrek van een ander voorwerp onderbreekt, als dichterbij wordt waargenomen.

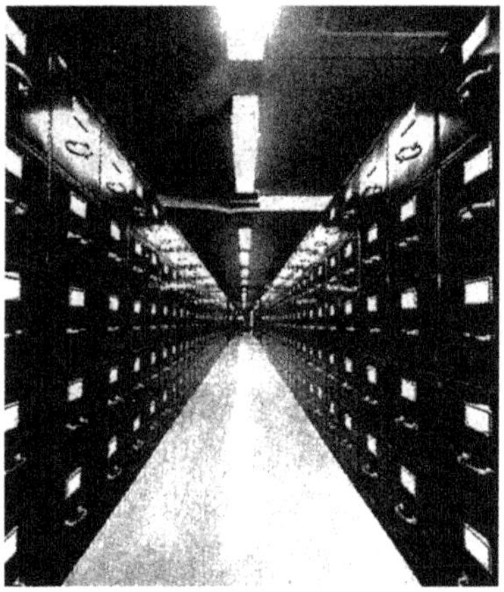

Figuur 2.10 De lijnen zorgen voor een waarneming van diepte.

Structuurgradaties

Kun je van een oppervlak duidelijk de structuur zien, neem bijvoorbeeld de lussen op een tapijt, dan is dit een indicatie voor de waarneming van diepte. Hoe beter je die structuur kunt zien, des te kleiner is de afstand tussen jou en dat voorwerp (fig. 2.11 en 2.12).

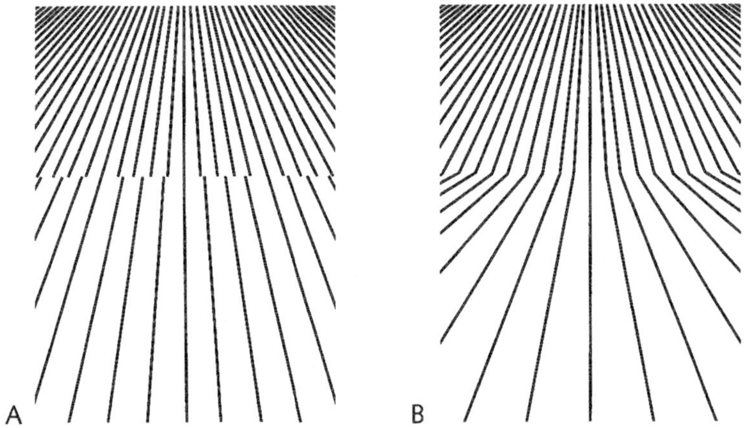

Figuur 2.11 en 2.12 De lijnen zorgen voor een waarneming van een plotselinge verlaging (fig. 2.11) of een hoek (fig. 2.12) (uit: Gibson, 1950).

Parallelle bewegingen

Stel, je zit in een trein. Voorwerpen dichtbij zullen sneller voorbijschieten dan voorwerpen die verder weg zijn. Dit verschil in snelheid geeft een waarneming van diepte en afstand.

De waarneming van beweging

In de sport is beweging heel erg belangrijk. Hoe neem je beweging waar? Je ziet iets veranderen op je netvlies; een voorwerp verandert ten opzichte van zijn omgeving. Een bal die steeds groter wordt, interpreteert een voetballer als een bal die dichterbij komt. Het komt echter ook voor dat iets lijkt te bewegen, maar eigenlijk stilstaat. Specifieke vormen van beweging zijn:

- *Schijnbare beweging.* Een lamp wordt een kort moment op een bepaalde plek aangedaan, daarna gaat hij uit. Ergens anders gaat snel daarna (tussen de 30 en 200 milliseconden) ook een lamp aan. Het resultaat is schijnbare beweging: voor onze geest heeft de lamp bewogen, hij is veranderd van plaats.
  In films komt dit fenomeen ook voor, denk maar aan het koetswiel dat terug lijkt te draaien.

- *Afgeleide beweging.* Waarom zie je een biljartbal rollen op een tafel? Dit komt doordat de biljarttafel de bal insluit. Het voorwerp dat een ander voorwerp insluit, heet het referentiekader. Je ziet dit ook bij een rivier, waarbij het lijkt dat brugpilaren tegen de stroom in bewegen. Soms is er ook sprake van een afgeleide beweging van jezelf: bijvoorbeeld als je in een stilstaande trein zit en de trein naast je rijdt weg.
- *Schijnbeweging.* Dit is iets anders dan schijnbare beweging, maar komt in de sport (vooral bij contactsporten) vaak voor. Met een schijnbeweging zet een sporter het waarnemingssysteem van zijn tegenstander onder druk. Dat systeem moet anticiperen en reageren, maar is daarvoor veel te traag. Een beweging die dan eenmaal is ingezet, kan niet meer worden teruggedraaid. Dit levert trouwens schitterende sportmomenten op.
- *Illusies.* De geest kan ook gefopt worden, zoals uit deze illusies blijkt (fig. 2.13 en 2.14).

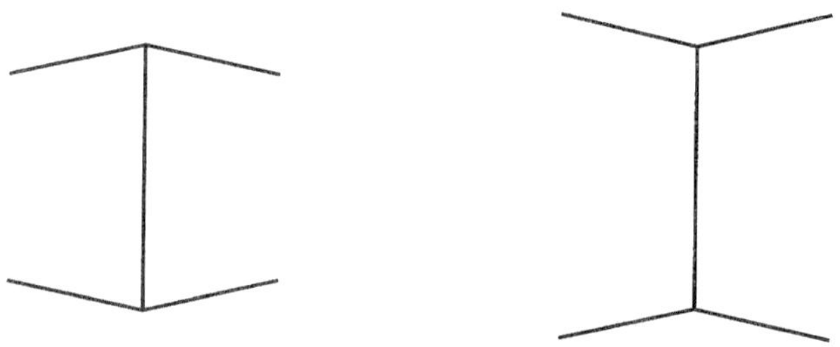

Figuur 2.13 De Müller-Lyer-illusie. Het rechter verticale streepje lijkt langer (uit: Gregory, 1968).

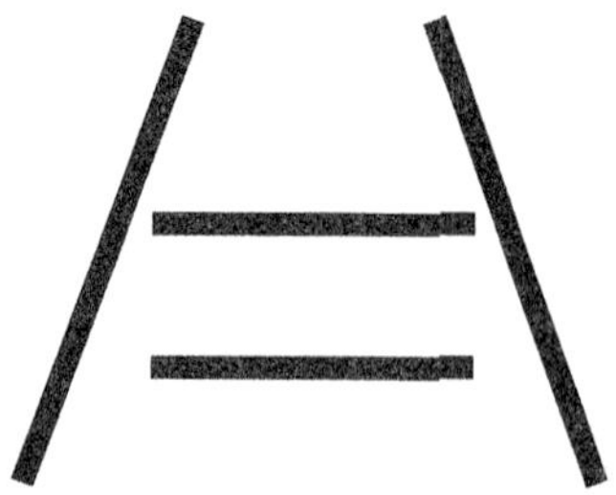

Figuur 2.14 De grootte-illusie. De bovenste horizontale streep lijkt langer (uit: Gregory, 1968).

Waarnemen en handelen

Bij sport doe je niets anders dan waarnemen en handelen. De handelingen bestaan ofwel uit technieken en tactieken die met het lichaam uitgevoerd worden, ofwel uit denkhandelingen (bijv. het nemen van beslissingen). Handelingen zijn grotendeels afhankelijk van je waarnemingen. Richt een sporter zijn aandacht op een waarneming die niets met zijn handeling te maken heeft, dan zal dit een negatief gevolg hebben voor die betreffende verrichting. Daaruit blijkt dat het richten van de aandacht op voor de sport relevante waarnemingen van essentieel belang is. Enkele voorbeelden daarvan: de lichaamspositie van de tegenstander; de posities van de spelers op het veld; de beweging van de speelarm van de tegenstander; de beweging van het attribuut (bijv. racket of stick) van de tegenstander; de richting, baan of snelheid van de bal. Het gaat er dus om dat een sporter zijn aandacht richt op dit soort waarnemingen. In het volgende hoofdstuk komen theorieën over het begrip aandacht aan de orde.

3
Aandachtstheorieën

Neem steeds de volgende situaties in je gedachten.

Op een feest sta je te praten in een kring van mensen. Je voert een gesprek met degene die tegenover je staat. Als je daar een bandopname van zou maken, zou je alleen maar geroezemoes horen; jouw gesprek is niet te herkennen. Toch heb je de ander kunnen horen, omdat je je aandacht selectief hebt gericht. Bij dit zogenaamde *cocktailparty-effect* treedt nog iets anders op. Je hoort helemaal niets van andere gesprekken binnen of buiten jouw kringetje, tot het moment dat je eigen naam genoemd wordt. Dan richt je je aandacht op diegene die je naam heeft genoemd.

Je gaat woorden van kleuren lezen, die met een andere kleur inkt geschreven zijn. Het woord BLAUW is bijvoorbeeld geschreven met rode inkt. De opdracht is om de kleuren van de inkt te noemen. Je zult merken dat dit langzaam gaat, omdat je de neiging hebt om het woord zelf te benoemen in plaats van de kleur van de inkt.

Je moet steeds hetzelfde telefoonnummer intoetsen. In het begin moet je er steeds op letten welke nummers je drukt, maar na verloop van tijd hoef je er niet meer bij na te denken. Sterker nog, op momenten dat je het telefoonnummer niet nodig hebt, toets je toch dit nummer. De vaardigheid 'het drukken van een telefoonnummer' gaat alleen maar sneller als het nummer steeds hetzelfde is (dus met training), en niet als de nummers verschillend zijn. Het leren autorijden doorloopt hetzelfde proces. In het begin is het onmogelijk om tijdens het autorijden nog iets anders te doen, bijvoorbeeld praten. Doe je dat wel, dan gaat één van de twee taken minder goed. Door training leer je autorijden, en zul je niet meer bewust bij de handelingen nadenken. Je raakt zelfs in verwarring als je weer op de volgorde van de handelingen moet gaan letten.

Stel je voor dat je twee taken tegelijk moet doen. Lopen en praten zal goed gaan, evenals lezen en muziek luisteren. Luisteren en schrijven tegelijk zal wat moeilijker zijn. Toch zijn sommige combinaties van taken te trainen, telefoneren in de auto bijvoorbeeld. Meestal zie je iemand die dat doet langzamer gaan rijden, om meer tijd te hebben om te reageren. Hij of zij heeft de combinatie van handelingen dan nog niet goed in de vingers. Of neem een sporter: hij heeft ook twee taken, te weten het uitvoeren van de wedstrijd maar daarbij niet op het publiek letten. Hij kan deze taken niet tegelijkertijd optimaal uitvoeren.

Neem nog een situatie in gedachten. Je gooit een portier van een auto dicht. Normaal loop je dan meteen weg, tenzij het geluid dat je hoort anders is dan je bent gewend. Bij het dichtgooien van het portier hoort een bepaald geluid. Je bent je daar niet iedere keer van bewust, maar het zal je wel onmiddellijk opvallen als de combinatie van het dichtvallende portier met bijbehorend geluid niet klopt.

Deze en andere verschijnselen hebben geleid tot de ontwikkeling van aandachtstheorieën. Brouwer (1995) geeft een uitstekend overzicht van de begrippen en theorieën die gehanteerd worden bij de bestudering van het verschijnsel aandacht. Alvorens de theorieën te noemen, is het noodzakelijk om enkele begrippen te bespreken.

Bij wetenschappelijk onderzoek naar aandacht wordt gebruik gemaakt van twee soorten taken. Er zijn taken waarbij de nadruk ligt op *gerichte aandacht*, en taken met de nadruk op *verdeelde aandacht*. Een taak met gerichte aandacht is bijvoorbeeld het luisteren naar en naspreken van een verhaal dat je hoort via een linkerkoptelefoon, terwijl je tegelijkertijd een verhaal op de rechterkoptelefoon negeert. Moet je je aandacht verdelen, dan moet je beide verhalen volgen. Verder kan de nadruk liggen op het langdurig volhouden van een taak, de zogenaamde *volgehouden aandacht*. Daarnaast is er nog de *flexibiliteit van aandacht*: hoe snel kan iemand zijn aandacht verleggen, bijvoorbeeld van horen naar zien. Deze vier begrippen (gerichte, verdeelde, volgehouden aandacht en flexibiliteit van aandacht) geven geen theoretisch onderscheid aan. Het zijn taken die gebruikt worden om theoretische verklaringen te kunnen geven. De verschillende theorieën verklaren de vier begrippen dan ook op een andere manier.

Hierna ga ik in op drie wijzen van benadering van het begrip aandacht, te weten de informatieverwerkingsbenadering, de cognitieve schemabenadering en de 'resource'-benadering.

Informatieverwerkingsbenadering

Algemene theorieën

Sommige beroepsgroepen, zoals luchtverkeersleiders of mensen die radarschermen observeren, blijken grote moeite te hebben om alle informatie die wordt aangeboden te verwerken en te interpreteren. Het is daarom nuttig de beperkingen van de menselijke informatieverwerking te bestuderen.

In een eerste poging die beperkingen te verklaren, heeft een aantal mensen structurele modellen ontwikkeld. Deze zijn gebaseerd op het behaviorisme. Dat wil zeggen dat tussen een stimulus (S) en een respons (R) een verwerkingsmechanisme zit.

Het meest bekende model is de *filtertheorie* van Broadbent (1958). Hij beweert dat informatie uit de omgeving wordt gefilterd op kenmerken als kleur, plaats of toonhoogte. Bij het eerder genoemde cocktailparty-effect zorgt een alles-of-niets-filter ervoor dat je alleen informatie met bepaalde eigenschappen bewust wordt, en dat andere informatie wordt gefilterd. Deze theorie kan echter niet verklaren waarom iemand dan toch altijd reageert op het noemen van zijn naam. Broadbent (1971) past zijn denkbeeld aan door aan te nemen dat er geen alles-of-niets-filter bestaat, maar een verzwakkingsfilter. Hij noemt deze theorie een *structurele tweestadiatheorie.*

Deze structurele modellen kunnen echter veel verschijnselen niet verklaren. Er kan namelijk niet goed aangegeven worden wat de selectiecriteria zijn voor het wel of niet verwerkt worden van welke informatie. Bovendien wordt niet duidelijk gemaakt hoe het verzwakken van de onbelangrijke informatie in zijn werk gaat.

Shiffrin en Schneider (1977) stellen een *functioneel tweestadiamodel* voor in plaats van een structureel tweestadiamodel. De metafoor verandert hierbij van een telefooncentrale naar een computer. Soms kunnen de beperkingen zich voordoen aan de input-kant en soms aan de output-kant. Shiffrin en Schneider hebben intensief gewerkt aan het onderscheid tussen automatische en gecontroleerde informatieverwerking. Sommige taken vereisen de volledige aandacht bij de uitvoering; dit zijn gecontroleerde processen. Andere taken, bijvoorbeeld veel geoefende taken, lijken volledig automatisch te verlopen. Automatische processen worden niet gehinderd door bewuste beslissingen of door gelijktijdige uitvoering van andere taken. Dit onderscheid is erg bruikbaar in de sport. Het kenmerk van sport is namelijk dat door vele herhalingen een automatisme in de beweging wordt verkregen. Een sporter wisselt vaak tussen automatische en gecontroleerde processen.

Verder beschreven Shiffrin en Schneider twee aandachtsproblemen, het *focused attention deficit* (FAD) en het *divided attention deficit* (DAD). Dit zijn beperkingen van de aandacht die bij normale mensen in bepaalde situaties voorkomen. Een FAD treedt op als een respons van een automatisch proces interfereert met een door gecontroleerde verwerking gekozen respons. Een test die wordt gebruikt om dit fenomeen aan te tonen, is de Stroop-test. Hierin moeten de kleuren van de inkt genoemd worden waarin honderd keer de woorden rood, groen, geel en blauw (in willekeurige volgorde) gedrukt staan. De moeilijkheid is alleen dat de kleuren en de woordbetekenissen niet overeenkomen (het woord blauw is geschreven met rode inkt). Hierbij zal de leesrespons steeds onderdrukt moeten worden, want die is veel sterker geautomatiseerd dan het benoemen van de kleuren (omdat je blauw leest, ben je geneigd ook blauw te zeggen in plaats van rood). Doordat dat lezen van het kleurwoord invloed uitoefent op de taak 'het benoemen van de kleur', worden we ons bewust van díe kleuren, die trekken de aandacht. Dit gaat ten koste van de aandacht voor de eigenlijke taak. We zijn wel in staat die automatische respons te onderdrukken, maar het benoemen van de kleur van deze woorden kost daardoor veel meer tijd dan bijvoorbeeld het benoemen van honderd gekleurde blokjes.

Een 'divided attention deficit' (DAD) heeft te maken met de beperkte capaciteit van de gecontroleerde informatieverwerking. Als er veel informatie tegelijk of te snel komt, kan het systeem de stroom van gebeurtenissen niet meer bijhouden. Dit uit zich door het niet meer oppikken van sommige signalen uit de omgeving, of door het geven van verkeerde responsen. In het dagelijks leven komt dit voor bij erg complexe of het aanleren van nieuwe taken, zoals autorijden.

Visuele selectieve aandachtstheorieën

De algemene theorieën maken geen onderscheid tussen verschillende soorten informatie, zoals visuele, auditieve en tactiele informatie, die verwerkt worden tot gedrag. In de literatuur over visuele selectieve aandacht wordt rekening gehouden met de plaats van een informatiebron. In dat kader worden oog- en hoofdbewegingen besproken, de selectie van gebieden en van stimuli en de rol van plaatsinformatie.

Oog- en hoofdbewegingen

Een mens kan alleen maar vooruit kijken. Daarbij wordt slechts een klein deel van het netvlies, de fovea, intensief gebruikt. Het visuele deel van de hersenen (het grootste gedeelte daarvan) houdt zich bezig met datgene wat via de fovea binnenkomt. Dit kan alleen maar als de persoon zijn hoofd en ogen zo bewogen heeft dat een voorwerp door de fovea opgemerkt, herkend en gedetailleerd bekeken kan worden. 'Uit je ooghoeken' kun je ook zien, maar dan gaat het meestal om grote en/of bewegende objecten. Je kunt iets immers pas goed zien als je je hoofd en ogen erop gericht hebt. Het moet dus zo zijn dat er een mechanisme is dat de aandacht ergens op vestigt, en dan aan hoofd en ogen de opdracht geeft om ervoor te zorgen dat het goed gezien wordt.

Er zijn grofweg twee manieren om de omgeving af te zoeken. De ene is zoeken op basis van wat je weet (zoekpaden), de andere zoeken door het systematisch 'scannen' van de omgeving (zoekpatronen).

Een voorbeeld van het eerste is lezen, een voorbeeld van het tweede is zoeken naar bepaalde boutjes op een werkbank vol met gereedschap en onderdelen. Je gebruikt dan een zigzagmanier om de omgeving te scannen; sommigen doen dat van links naar rechts, anderen van boven naar beneden.

Selectie van een gebied

De aandacht wordt verplaatst naar een gebied in de omgeving waar, op basis van voorkennis, relevante informatie te verwachten zal zijn. Posner (1980) postuleert hiervoor het 'covert orienting'-paradigma. Hij stelt dat vóór je je aandacht op details kunt richten, je eerst je aandacht op een gebied moet richten. Je focust op dat gebied en je kunt details daarvan waarnemen. Neem bijvoorbeeld een museum met schilderijen. Voor je één schilderij meer aandacht kunt geven, zul je eerst dat schilderij moeten selecteren uit alle aanwezige schilderijen. Dat ene schilderij is dan het geselecteerde gebied.

Selectie van stimuli

Een belangrijke theorie is de 'kenmerk-integratie'-theorie (KIT) van Treisman en Gelade (1980). Zij denken dat de aandacht gedurende een zekere tijd op een visuele stimulus gericht moet worden voordat je er selectief op kunt reageren. Dit wordt steeds moeilijker naarmate er meer onderscheidende kenmerken zijn. Bij één kenmerk, bijvoorbeeld kleur, valt een groene X makkelijk op tussen allemaal blauwe.

De rol van plaatsinformatie

Een recente theorie hierover is het 'postcategorisch filteren' van Van der Heijden en Joustra (1992). Volgens deze theorie vindt selectieve aandacht plaats doordat er gefilterd wordt op één belangrijk kenmerk, namelijk de positie van het voorwerp.

Er kunnen van een voorwerp veel kenmerken bekend zijn, zoals kleur, grootte en materiaal. Als echter niet bekend is waar het voorwerp zich bevindt – de positie –, is deze informatie zinloos. Neem bijvoorbeeld een boek in een bibliotheek. Je weet de kleur en de grootte, maar weet niet waar het staat. Dan is de informatie over kleur en grootte nutteloos. Als het boek ook nog zijn nummer kwijt is, is het moeilijk zoeken.

Cognitieve schemabenadering

Bij het bespreken van de stimulus/respons-relatie uit het behaviorisme (alle voorgaande informatieverwerkingstheorieën), is naar voren gekomen dat door eerdere ervaringen de selectieve aandacht gestuurd kan worden. Een mens ontwikkelt daarvoor strategieën, die bestaan uit vaste waarnemingen, beslissingen en handelingen. Dit suggereert dat iemand een soort 'schema' in zijn hoofd heeft. Een schema is volgens Smiley (1989) een actieve organisatie van reacties of ervaringen in het verleden, die een sturende rol speelt bij toekomstige, vergelijkbare situaties. Door complexe taken en bewegingen via een schema – neem bijvoorbeeld het oversteken van een straat – uit te voeren, hebben we veel meer tijd om andere dingen te doen. Bij het gebruik van schema's kunnen echter ook problemen ontstaan: bij het oversteken van een straat in Engeland werkt ons bekende oversteekschema niet meer.

Shallice (1982) heeft onderzoek gedaan naar automatisch handelen op grond van schema's en bewust gecontroleerd handelen. Hij verkondigt dat alle menselijke activiteiten, zowel mentaal als gedragsmatig, een ontvouwing zijn van mentale schemata. Specifieke aanleidingen in de omgeving zorgen ervoor dat een schema geactiveerd wordt dat vervolgens het gedrag bepaalt. Vanwege het feit dat er meerdere schemata tegelijk kunnen werken, postuleert hij drie mechanismen om de activeerbaarheid van en krachtsverhoudingen tussen de schemata te regelen. Allereerst is daar *contention scheduling* (CS), waarbij het sterkste schema wint. *Laterale modulatie* (LM) houdt in dat als er een schema aan het werk is, er op dat moment bepaalde schema's makkelijker te activeren zijn dan andere. Dit heeft te maken met de overeenkomsten tussen die schema's. Beide mechanismen kunnen in werking treden bij automatisch verlopend gedrag.

In situaties die niet automatisch en routinematig verlopen, dient een beroep te worden gedaan op het derde mechanisme: *supervisory attention control* (SAC):
- als planning en probleemoplossing noodzakelijk zijn;
- als automatische processen in moeilijkheden dreigen te komen;
- als er nieuwe of slecht geleerde vaardigheden moeten worden uitgevoerd;
- als iets gevaarlijk of technisch moeilijk wordt;
- als er andere neigingen of verleidingen zijn.

SAC kan alleen de activeerbaarheid van schema's beïnvloeden, het kan ze niet selecteren of uitschakelen. De eerder besproken Stroop-test kan dit verklaren, omdat er dan een ander schema geselecteerd wordt. De selectie via SAC vindt plaats in het werkgeheugen. Het werkgeheugen verschaft de verbinding naar de gedragsregulatie. Via verbale zelfinstructie en mentale voorstellingen wordt het gedrag geregeld. Vooral bij het aanleren van cognitieve en motorische vaardigheden zijn verbale zelfinstructie en mentale voorstellingen van belang. Verbale zelfinstructie en mentale voorstellingen zijn in de sportpsychologie bekend als *self-talk* en *visualiseren-verbeelden*. Met cognitieve schematheorieën zijn alledaagse aandachtsproblemen als vergeetachtigheid, verstrooidheid en afwezigheid goed te verklaren. Deze verschijnselen ontstaan doordat de aandacht wordt afgeleid door een ander, toevallig geactiveerd schema. Bijvoorbeeld: je loopt naar de keuken om iets te eten te pakken. Je aandacht wordt afgeleid door de afwas, die je dan meteen gaat doen. Daarna weet je vaak niet meer waarom je in eerste instantie naar de keuken ging. Dit soort gebeurtenissen zijn normaal. Wel blijkt dat stressgevoelige mensen meer fouten maken die met SAC te maken hebben; het lijkt erop dat zij te veel SAC besteden aan het piekeren over een stresssituatie.

Resource-benadering

De resource-benadering stelt dat psychologische processen niet alleen structuren nodig hebben, maar ook resources om informatie te kunnen verwerken. Zo'n resource kun je het beste vergelijken met een energiebron (batterij), die voor verschillende doeleinden kan worden gebruikt – hoewel niet voor allemaal tegelijk. Ook *tijd* en *ruimte* zijn metaforen voor resources. Al deze resources zijn beperkt.

Resource-theorieën zijn ontstaan na de ontdekking dat taken slechter uitgevoerd worden als dat tegelijk of vlak na elkaar moet gebeuren. Het gaat dan om de zogenaamde dubbeltaken, die taken waarbij de aandacht verdeeld moet worden. Komt er meer energie van de resource beschikbaar, dan is de aandacht voor die taken intenser. Andersom is selectiviteit van de aandacht dus een gevolg van een beperkte beschikbaarheid van een resource.

Kahnemann (1973) stelt dat er één grote batterij is, de verwerkingscapaciteit. De energie daarvan kan worden toegewezen aan verschillende taken. Is de energie op, dan gaat het uitvoeren van een taak minder goed. Kahnemann hanteert één energieterm, namelijk *fysiologische arousal*. Eén energetische resource lijkt echter niet voldoende.

Sanders (1983) maakt een onderscheid tussen arousal, activatie en effort die respectievelijk perceptuele, motorische en cognitieve informatieverwerkingsprocessen van energie voorzien. (Informatieverwerkingsprocessen zijn systemen die zintuiglijke en motorische informatie uit de buitenwereld verwerken en door de hersenen worden gebruikt om gedrag te regelen.)

Naast de energiemetafoor, wordt ook de *tijd* als beperkende resource gezien. Het gedeelte over gecontroleerde verwerking van de theorie van Shiffrin en Schneider (1977) kan zo worden opgevat. De beschikbare verwerkingstijd is de belangrijkste factor die de prestatie beperkt in taken waarin de aandacht verdeeld moet worden.

Resource is verder op te vatten als ruimte. Kinsbourne en Hicks (1978) gebruiken het begrip *functional cerebral space*, waarmee zij aangeven dat verschillende taken een ruimte nodig hebben op de hersenschors. De *multiple resource theory* van Wickens (1984) kan ook het best worden opgevat als ruimtemetafoor. Deze theorie houdt rekening met het soort taken dat moet worden uitgevoerd. Als je aanneemt dat aandacht te maken heeft met één resource, dan kun je verklaren waarom sommige taken minder goed gaan als je ze tegelijk uitvoert. Het is bijvoorbeeld moeilijk om tegelijkertijd woorden te leren en te hoofdrekenen, of te luisteren en te praten. Autorijden en praten gaat echter wel goed samen. Wickens neemt aan dat er verschillende resources zijn voor visuele en auditieve informatie, voor ruimtelijke en verbale informatie en voor motoriek als het gaat om te handelen of te praten. Doen twee taken een beroep of dezelfde resource (hetzelfde neurale netwerk in de hersenen), dan kun je ze beide minder goed uitvoeren volgens Wickens.

Aandachtstheorieën in de sport

Bovenstaande aandachtstheorieën komen voort uit de cognitieve psychologie, en hebben hun nut bewezen bij het gebruik van het vaststellen van werkdruk in sommige beroepen (zoals verkeersleiders, piloten, soldaten die radarschermen in de gaten houden). In de sport wordt aandacht gezien als een onmisbaar aspect van prestaties (Boutcher, 1990; Nideffer, 1986). Volgens Moran (1993) houden de cognitieve theorieën over aandacht geen rekening met het herhalen van taken, met de rol van emoties en met het feit dat er ook afleidingen kunnen zijn binnen een persoon. Waar sporters, trainers, coaches en sportpsychologen in geïnteresseerd zijn, is wat er met de aandacht gebeurt als er een belangrijke wedstrijd gespeeld moet worden, als er druk is. De meeste theorieën over aandacht in de sport gaan over de relatie tussen aandacht en prestaties. Boutcher (1992) zet een aantal ontwikkelingen op een rij en doet een poging om een verband te leggen tussen aandacht, emoties en prestaties.

Hieronder volgt een overzicht van de theorieën over de relatie tussen aandacht en prestatie vanuit drie richtingen, te weten informatieverwerking, aandachtsgerichtheid en psychofysiologie. Een aantal concepten uit de algemene aandachtstheorieën zal ook hier worden genoemd. De meeste nadruk ligt echter op het gebruik van die ideeën in sportsituaties.

Informatieverwerking

De relatie tussen aandacht en prestatie is voornamelijk onderzocht bij verschijnselen als selectieve aandacht, aandachtscapaciteit en aandachtsalertheid.

Selectieve aandacht

Een mens krijgt zoveel informatie aangereikt via zijn zintuigen en innerlijke processen dat het nodig is om te selecteren. Een deel van die selecties vindt vrijwillig plaats, een ander deel onvrijwillig. Tijdens een training richt je je aandacht, vrijwillig, bijvoorbeeld op de bal. Hoor je dan achter je iets vallen, dan zul je gauw je hoofd draaien om te zien wat er gebeurt. Dit is onvrijwillige aandacht.

Selectieve aandacht is erg belangrijk bij het leren en presteren in sportvaardigheden. Neem bijvoorbeeld de vaardigheid dribbelen bij basketbal. Als je dat voor het eerst doet, heb je al je aandacht nodig voor de beweging zelf. Na een poos oefenen wordt de beweging al vloeiender en meer automatisch, en kun je dribbelen zonder naar de bal te kijken. Later is het mogelijk om niet alleen automatisch te dribbelen (vaak met beide handen), maar de bal ook nog te beschermen én rond te kijken naar vrijstaande medespelers.

Deze ontwikkeling is een voorbeeld van het eerder beschreven onderscheid tussen automatische en gecontroleerde verwerkingsprocessen (Shiffrin & Schneider, 1977). Gecontroleerde processen zijn traag, vereisen veel inspanning, hebben een beperkte capaciteit en worden gecontroleerd door het individu. In de sport worden gecontroleerde processen gebruikt bij het nemen van beslissingen, zoals het kiezen van een club voor een slag bij golfen. De automatische processen, die verantwoordelijk zijn voor de uitvoering van goed geoefende vaardigheden, zijn daarentegen snel, zonder inspanning en staan niet onder bewuste controle. Zo'n proces treedt op bij vaardigheden die jarenlang getraind zijn, bijvoorbeeld de slag bij golf.

Elke sport vereist een combinatie van automatische en gecontroleerde verwerkingsprocessen. De takken van sport met zogenaamde gesloten vaardigheden, zoals bowling, geweerschieten, handboogschieten en golf, vereisen waarschijnlijk meer automatische processen dan de sporttakken met open vaardigheden als voetbal, hockey en volleybal. Hierbij worden zowel automatische als gecontroleerde processen gevraagd.

Aandachtscapaciteit

Aandachtscapaciteit geeft aan dat bij gecontroleerde verwerking de hoeveelheid informatie die tegelijkertijd verwerkt kan worden, beperkt is. Het betreft dan zowel informatie uit innerlijke als uit zintuiglijke processen. Moet een sporter zijn aandacht richten op de opmerkingen van zijn coach én op zijn eigen gevoelens, dan kan het zijn dat delen van die informatie niet verwerkt worden of dat het verkeerde gedrag wordt aangeroepen. Dit verklaart de verbazing van coaches die in de veronderstelling zijn de juiste dingen te hebben gezegd tegen hun sporter, maar daar in de wedstrijd niets van terugzien. Bij de beperkingen van aandachtscapaciteit gelden de eerder beschreven resource-theorieën.

Aandachtsalertheid

Een derde aspect van aandacht in relatie tot prestaties is de invloed van opwinding en spanning op de breedte van het aandachtsveld. Landers (1980) bestudeert het effect van emotionele opwinding op het visuele aandachtsveld van sporters, en vindt dat het vermogen afneemt om in stresssituaties te reageren op stimuli aan de randen van het gezichtsveld. Een voetballer kan door emotionele spanning zijn aandacht zo versmallen, dat hij zijn vrijstaande medespelers niet meer ziet. Aandachtsalertheid is dus een belangrijk fenomeen bij het leveren van prestaties omdat er bij vrijwel alle sportactiviteiten emotionele opwinding of spanning komt kijken.

Aandachtsgerichtheid

Sport heeft te maken met het uitvoeren van goed geoefende vaardigheden, waardoor de rol van automatische processen erg belangrijk is. Daarnaast vinden er gecontroleerde processen plaats, waarbij zintuiglijke informatie over de situatie op dat moment het verwerkingssysteem binnenkomt. Die informatie kan wel of niet taak-relevant zijn. Als taak-irrelevante informatie verwerkt wordt in plaats van taak-relevante, dan heeft dat een negatief effect op de prestatie.

Er zijn drie onderzoeksgebieden over de relatie tussen aandachtsgerichtheid en het uitvoeren van goed geoefende taken: afleidingstheorieën, automatisch functioneren en aandachtsstijl.

Afleidingstheorieën

Deze theorieën gaan over het verlies van aandacht voor de taak door taak-irrelevante signalen. Een handboogschieter die zijn aandacht richt op angst voor het missen, is afgeleid van het schieten zelf. In dat geval is zijn angst een taak-irrelevant signaal.

Een factor voor het afleiden van de aandacht is *zich zorgen maken.* Deze emotionele toestand kan verklaren waarom 'testangst' (belangrijke wedstrijden, rijexamen, tentamens) een negatief effect heeft op prestaties. Sarason (1972) stelt dat angstige mensen hun aandacht tijdens het testen richten op taak-irrelevante gedachten en daarbij belangrijke informatie negeren. Als iemand denkt 'ik weet dat ik zal falen, omdat ik niet zo goed ben als de anderen', dan richt hij zijn aandacht niet op taak-relevante informatie. Zijn prestatie zal daardoor minder zijn dan waartoe hij eigenlijk in staat is. Voor een sporter is het dus belangrijk te leren zijn aandacht te richten op wel relevante informatie.

Een tweede voorbeeld van afleidende informatie is *zelfbewustzijn.* Carver en Scheier (1981) stellen voor dat het richten van aandacht op jezelf tijdens een prestatie een afleiding is voor de taak-relevante informatie, waardoor die prestatie vermindert. Verder stellen zij dat het onmogelijk is om je tegelijkertijd bezig te houden met jezelf én met je omgeving. Een sporter kan door aanwezigheid van toeschouwers en camera's bijvoorbeeld meer geneigd zijn op zichzelf te gaan letten. Dit heeft een negatief effect op zijn prestatie.

Automatisch functioneren

Een tweede onderzoeksgebied betreft de negatieve effecten van het richten van de aandacht op de taakuitvoering zelf. Baumeister (1984) stelt dat het effect van wedstrijddruk is dat sporters zo goed hun best willen doen, dat ze hun aandacht richten op het proces van hun prestaties. Daarmee voeren ze een vaardigheid die normaal automatisch verloopt, gecontroleerd uit. Het gecontroleerd uitvoeren van een beweging bevat echter niet dezelfde informatie over spierbewegingen en coördinatie als een automatische uitvoering, met als gevolg dat de beweging minder goed verloopt. Richt een sporter dus, om succes te garanderen, zijn aandacht op het constant bewust volgen van zijn bewegingen tijdens de wedstrijd, dan is dat een inefficiënt gebruik van de aandacht.

Aandachtsstijl

Sporters hebben verschillende manieren om hun aandacht te richten. Variaties in deze aandachtsstijlen en hun effect op prestaties zijn uitgebreid onderzocht in de sportpsychologie. Nideffer (1986) stelt dat de aandachtseisen in iedere sportsituatie op twee dimensies variëren: wijdte (breed en smal) en richting (intern en extern). Een brede, externe aandachtsstijl betekent dat de sporter een wijd overzicht heeft van de omgeving, zoals een laatste man in een voetbalelftal vóór hij een splijtende pass geeft. Breed en intern refereert aan het richten van de aandacht naar jezelf, waarbij je bewust denkt aan strategieën en eerder ervaringen. Een smalle, externe aandachtsstijl is nuttig voor situaties die vragen om aandacht voor een klein detail van de omgeving, bijvoorbeeld de bal bij een balsport of de roos bij schietsporten. Een smalle, interne stijl heeft te maken met het richten van aandacht op specifieke beelden en gedachten over bewegingen die je maakt als sporter. Het is voor de sporter van belang om te leren in een bepaalde wedstrijdsituatie de juiste aandachtsstijl te gebruiken. Gebeurt dat niet, dan kunnen prestaties verslechteren, zoals in het geval van de honkballer die aan slag is en meer op het veld en de tribunes let dan op de werper.

Eerder is al aangegeven dat sport zich bijna altijd afspeelt in een toestand van emotionele opwinding of spanning. Dit wordt ook wel arousal genoemd. De arousal die een sporter ervaart, heeft invloed op de aandacht en op het lichaam (fig. 3.1).

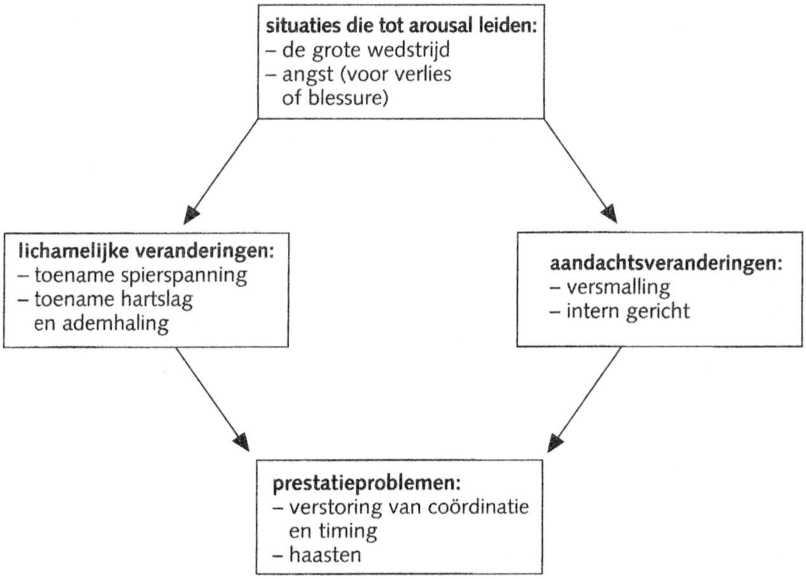

Figuur 3.1 Het model van Nideffer (1986).

Spanning versmalt de aandacht en richt deze ook intern. Dit is vaak niet het meest efficiënte aandachtstype. Iedere handeling in een sport heeft een bepaald aandachtstype nodig, waarmee de kans op het juist uitvoeren van die beweging het grootst is. Bij golf bijvoorbeeld is smal-extern de meest effectieve vorm van aandacht. Door spanning, 'ik moet deze raken', verschuift de aandacht van smal-extern naar breed-intern. Beide typen zijn minder effectief voor de handeling die gaat komen. Als de golfer op dat moment put, gaat het waarschijnlijk mis. Vaak zie je een golfspeler weer even de tijd nemen om de aandacht weer smal-extern te richten.

Uit het model van Nideffer blijkt dat de situaties die arousal tot gevolg hebben, invloed hebben op lichamelijke en aandachtsprocessen. Meestal kan een sporter controle houden over deze veranderingen. Als dat niet meer lukt, gaat hij 'choken'. De Nederlandse term hiervoor zou 'doorslaan' kunnen zijn, of 'er niet meer bij zijn'. Dit verschijnsel kenmerkt zich door een voortdurende vermindering van prestaties waarbij de sporter niet meer in staat is om op eigen initiatief controle te krijgen over zijn bewegingen en gevoelens. Dit treedt vaak op wanneer de wedstrijd een grote emotionele waarde heeft voor de sporter, terwijl hij merkt dat het niet lekker gaat. Andere kenmerken zijn niet meer luisteren, niet meer uitvoeren van opdrachten, niet meer met het hoofd bij het spel zijn, slecht presteren, tegen zichzelf spelen en dergelijke. Choking kan zelfs gevaarlijk zijn bij bepaalde sporten. Eén moment van choking kan bij een sport als bergbeklimmen tot de dood leiden.

Het vaststellen van de aandachtsstijl stuit op twee problemen. Ten eerste mag je er niet van uitgaan dat een sporter weet hoe zijn aandacht gericht is in bepaalde situaties. Daarnaast kan aandacht niet gemeten worden door zelfanalyse of taal. Het automatisch verloop van beweging houdt in dat er geen bewuste controle plaatsvindt, en zonder dat kan een proces niet beschreven worden. Bij het meten van de aandachtsstijl stelt Schomer (1986) dat interviews, anekdotes en vragenlijsten die na een wedstrijd worden ingevuld geen adequate informatie geven over de aandachtsstijl van sporters. Hij laat marathonlopers hun gedachten tijdens het lopen hardop uitspreken om ze op te nemen met een bandrecorder. Deze techniek van onderzoek moet nog verder uitgewerkt worden.

Psychofysiologie

Sommige onderzoeken naar aandacht richten zich op de psychofysiologie (onderzoek en leer van de fysische kant van geestelijke processen). Neem bijvoorbeeld de kennis over het EEG (elektro-encefalogram, een meting van de hersenactiviteit) en de hartslag. Er zijn onderzoeken geweest waarbij EEG's zijn gebruikt in sportsituaties. Hatfield, Landers en Ray (1984) onderzochten de verschillen tussen de EEG's van de linker- en de rechterhersenhelft bij topschutters in pistoolschieten. Seconden voor het overhalen van de trekker bleken de schutters meer activiteit in de linkerhersenhelft te hebben dan in de rechter. Bij goede schutters treedt deze verandering op, bij andere schutters niet.

De hartslag is ook een belangrijke psychofysiologische indicator voor het meten van aandacht. Handboogschutters, pistoolschutters en golfspelers hebben een verlaging van de hartslag vlak voor het schieten of putten (Boutcher & Zinsser, 1990). Het verschil tussen beginnende en goede schutters/golfspelers was de mate waarin de hartslag afnam.

Sportpsychologische theorieën

Er is nog een aantal sportpsychologische theorieën over aandacht. De ideeën van Boutcher (1992), Cratty (1984), Bakker, Groenendijk en Huijbers (1995) en Eberspächer (1990) bespreek ik hier kort.

Theorie van Boutcher

Boutcher (1992) brengt de verschillende aspecten van de relatie tussen aandacht en prestatie bij elkaar in één model. Hij onderscheidt hierbij in- en externe invloeden, aandachtsprocessen tijdens de prestatie en de geobserveerde gedragingen. Interne en externe invloeden bestaan uit karaktertrekken, eisen van de activiteit en omgevingsfactoren. Samen bepalen zij het niveau van lichamelijke opwinding (arousal) van een individu. Deze arousal is weer te gebruiken voor gecontroleerde of automatische processen. Een aandachtstoestand is dan

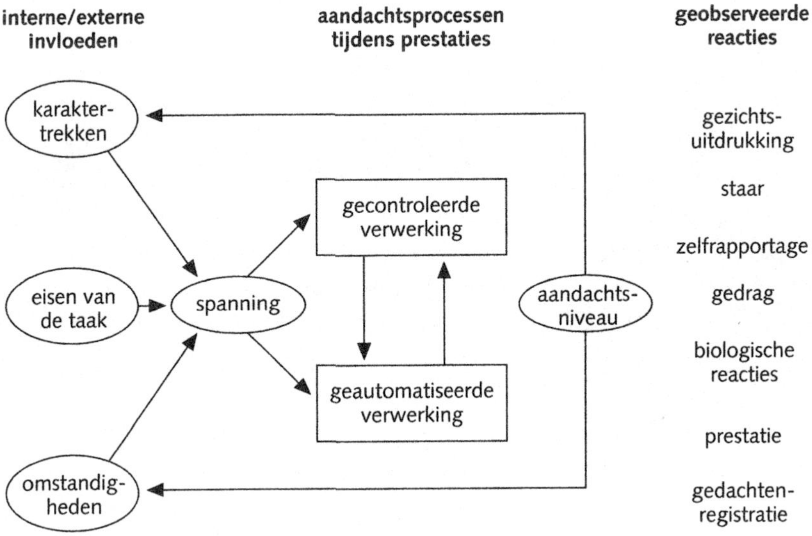

Figuur 3.2 Het model van Boutcher (1992).

optimaal als de verhouding tussen gecontroleerde en automatische processen in overeenstemming is met de gevraagde taak. Verandert er iets in de in- of externe invloeden tijdens een wedstrijd, dan verandert ook het arousalniveau en daarmee de verhouding tussen de gecontroleerde en automatische processen. Het meten van de aandacht zou volgens Boutcher op de volgende manieren gedaan worden: gezichtsexpressie, oogstaar, zelfrapportage (alleen bij gecontroleerde processen), gedrag, biologische reacties, prestaties en gedachten (fig. 3.2).

Theorie van Cratty

Cratty geeft een overzicht van een aantal kenmerken van aandacht dat belangrijk is voor sportprestaties:

- *Intensiteit.* Er is een verschil tussen 'algemene' en 'gerichte' aandacht. Een voetbalkeeper is bijvoorbeeld de gehele wedstrijd 'algemeen' aandachtig. Valt de tegenpartij aan, dan richt de keeper zijn aandacht op de bal en de loopbewegingen van de sporters.
- *Duur.* De tak van sport bepaalt hoe lang een sporter zijn aandacht gericht moet kunnen houden op belangrijke waarnemingen. Bij een marathonloper duurt dit langer dan bij een handboogschieter.
- *Richting.* Er is verschil tussen 'figuur' en 'achtergrond'. Naar een keeper in een goal kun je op twee manieren kijken. Of je ziet de 'figuur', de keeper, of je ziet de 'achtergrond', het net. In het tweede geval zie je ook de gaten tussen de lat, de palen, de grond en de keeper. 'Figuur'-sporters schieten als ze vrij voor doel komen vaker tegen de keeper dan 'achtergrond'-sporters (fig. 3.3).

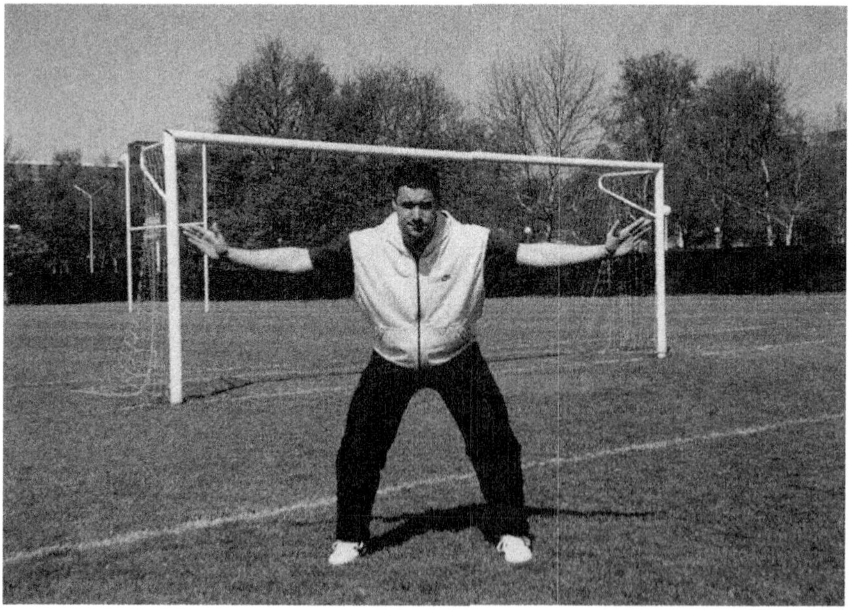

Figuur 3.3 De doelman is het figuur of de achtergrond.

- *Intern-extern.* De sporter kan zijn aandacht richten buiten zichzelf, op de bal of de spelsituatie. De sporter kan ook zijn aandacht naar binnen hebben gericht. Hij is zich dan bewust van zijn gedachten en gevoelens.
- *Flexibiliteit.* In hoeverre is een sporter in staat om de aandachtstypen te veranderen als een sportsituatie hierom vraagt. Cratty (1984) heeft een overzicht gemaakt van de eisen die aan enkele sporten worden gesteld als het gaat om aandacht (fig. 3.4).

	intensiteit	duur	flexibiliteit	richting
teamsporten	soms	tegen het eind van de wedstrijd	ja, aanval, verdediging	ja, schieten, passen
duursporten	soms	bij lange wedstrijden	nee	nee, tenzij ingehaald
schieten	soms	tegen het eind van de wedstrijd	nee	ja, op roos
technische onderdelen bij atletiek	ja	niet altijd	nee	ja, op de lat, op de foutlijn
honkbal	soms	bij verlenging	ja, bij verdediging	ja, vangen, gooien
turnen	ja	bij verlenging	nee	ja, op de oefening

Figuur 3.4 Overzicht van aandachtseisen in verschillende sporten volgens Cratty (1984).

Theorie van Bakker, Groenendijk en Huijbers

Bakker, Groenendijk en Huijbers (1995) gaan uit van de stelling: aandacht + doelstellingen = concentratie. Concentratie is een bewustzijnstoestand waarbij het individu gedurende de gehele handeling zich bewust is van waarnemingen, welke die handeling (het meest) nauwkeurig sturen. Deze bewustzijnstoestand is niet zomaar door een sporter op te roepen; hij kan slechts de voorwaarden creëren waardoor concentratie ontstaat.

De toestand 'concentratie' kan het best vergeleken worden met de toestand 'slaap'. Als iemand wil gaan slapen, schept hij eerst de voorwaarden: hij maakt het donker, hij maakt de omgeving stil (geen muziek e.d.), hij zet de wekker, hij gaat liggen, hij doet zijn ogen dicht en doet vervolgens niets. Heeft hij aan deze voorwaarden voldaan, dan valt hij in slaap. Hetzelfde proces geldt voor het oproepen van concentratie. Kenmerken van concentratie zijn:

- *Concentratie is passief.* Net als slaap, overkomt concentratie een sporter gewoon. Actief gaan slapen, 'nu moet ik', lukt niet. Evenmin helpt het om 'ik moet me concentreren' te zeggen.
- *Concentratie speelt zich af in het hier en nu.* In concentratie is een sporter zich bewust van wat er op dat moment plaatsvindt. Hij heeft dan geen gedachten in de toekomst of over het verleden; hij geeft bovendien geen oordeel over zijn presteren.
- *Concentratie is absoluut.* Concentratie is er of is er niet. Dit is te vergelijken met licht: het licht is aan of uit. Een sporter is dus geconcentreerd of niet; hij kan zich niet een beetje concentreren.
- *Concentratie en individuele verschillen.* Concentratie heeft te maken met waarnemen en handelen. Sporters verschillen hierin. Zo kan een sporter denken 'die tegenstander is te snel voor mij'. Wellicht kan die tegenstander sneller waarnemen wat de rotatie, snelheid en baan van de bal is, neemt hij sneller de beslissing welke beweging uit te voeren en voert hij deze beweging ook gewoon sneller uit. Wanneer de sporter probeert in hetzelfde tempo mee te gaan, dan moet hij sneller waarnemen en handelen dan hij eigenlijk kan. Dit leidt dan tot meer fouten.

Volgens Bakker e.a. is aandacht nodig om tot concentratie te komen. Een mens richt zijn aandacht op datgene waar hij zich op dat moment het meest bewust van is. Zij stellen dat er vier aandachtsprocessen zijn:

1 Het vrijmaken van de aandacht.
Een sporter gaat terug naar zijn oorspronkelijke liefde voor de sport, de beginnersgeest. Hij beschouwt een wedstrijd als het belangrijkste in zijn leven, en laat zich niet afleiden.

2 Het verzamelen van de aandacht.
Een sporter accepteert alle omstandigheden waaronder hij een prestatie moet leveren.

3 Het richten van de aandacht.
Een sporter dient in staat te zijn zich te richten op relevante waarnemingen. Tijdens het sporten komen er via alle zintuigen constant waarnemingen binnen. Sommige daarvan zijn taak-relevant, andere zijn taak-irrelevant. Voorbeelden van relevante waarnemingen: de lichaamspositie van de tegenstander; de posities van de spelers op het veld; de beweging van de speelarm van de tegenstander; de beweging van het attribuut (bijv. racket of stick) van de tegenstander; de richting van de bal; de baan van de bal; de snelheid van de bal.

4 Vasthouden van de aandacht.
Heeft een sporter zijn aandacht goed gericht, dan moet hij die ook vast kunnen houden op de juiste waarnemingen.

Het richten van de aandacht kan negatief worden beïnvloed door het controleren van de eigen bewegingen, het oordelen over de eigen prestatie en het oordelen van anderen.

Bij controle toets je datgene wat je als sporter doet aan de standaard. Op dat moment besteed je aandacht aan je gedachten, en niet meer aan je oorspronkelijke waarnemingen. Concentratie zal dan niet ontstaan of verbroken worden. Voorbeeld: een tijd lang deed een sporter elke beweging goed. Daarna gebeurde het een aantal keren dat dat niet zo was. Die sporter zal zijn aandacht gaan richten op het juist uitvoeren van die beweging, waarbij hij steeds vergelijkt (controleert) met de periode dat die beweging automatisch ging. Juist door dit vergelijken verloopt de beweging niet meer automatisch. Het controleren van bewegingen is een kenmerk van sporters met weinig zelfvertrouwen.

In het verlengde van het proces van controleren ligt het proces van oordelen. Bij oordelen speelt het 'ideaalplaatje' een rol: het beeld van de sporter over hoe hij kán spelen. Na een beweging geeft hij zelf altijd een oordeel. 'Goed' betekent dat wat hij gedaan heeft overeenkomt met het ideaalplaatje, 'slecht' geeft aan dat daaraan niet voldaan is. Hoe meer de prestatie afwijkt van het ideaalplaatje, des te gefrustreerder raakt de sporter. Hierdoor zal hij steeds krampachtiger proberen aan dat ideaal te voldoen, hij gaat forceren en nog meer zaken gaan er fout. Zijn frustratie kan zelfs uitmonden in agressie en wangedrag. De sporter heeft zichzelf 'uit de wedstrijd gepraat'.

Bij oordelen komen ook teamprocessen nadrukkelijk naar voren. Voorbeeld: een sporter krijgt regelmatig kritiek van zijn teamgenoten over zijn prestatie. Hij vindt dit vervelend. Hij kan hierdoor met de instelling gaan spelen dat hij kritiek wil voorkomen, maar dat verhoogt de druk. Daarnaast zijn er ook sporters die goedkeuring en waardering van hun trainer erg belangrijk vinden. Zij zouden een instelling kunnen ontwikkelen waarbij ze zich willen bewijzen voor de trainer. Dit verhoogt eveneens de druk.

Gedurende een wedstrijd kan een aantal factoren ook een negatieve invloed hebben op het vasthouden van de aandacht, aldus Bakker, Groenendijk en Huijbers (1995). Het gaat dan om moeilijke omstandigheden, vermoeidheid, ritme, geen zelfvertrouwen, stress en (faal) angst.

In de praktijk blijken sporters vaak in staat hun aandacht vast te houden zolang de omstandigheden redelijk ideaal zijn en er weinig druk is. Neemt de spanning toe of worden de omstandigheden moeilijker (koude, hitte, rook), dan gaat de sporter slechter presteren.

Door (geestelijke of lichamelijke) vermoeidheid kan de sporter ook moeite hebben zijn aandacht vast te houden. Aandachtig spelen is moeilijk vol te houden, zeker bij een toernooi met meerdere wedstrijden op een dag. Daarnaast zorgt lichamelijke vermoeidheid ervoor dat de aandacht uitgaat naar een gevoel van pijn of loomheid in de spieren. Bij het vasthouden van de aandacht is het dus van belang dat de sporter een goede lichamelijke conditie heeft, om vermoeidheid langer uit te kunnen stellen.

Met ritme wordt bedoeld dat de sporter in staat is zijn aandacht vast te houden ongeacht het moment of de spelsituaties. Ritme heeft vooral betrekking op tijd. Bij een valse start bijvoorbeeld zorgt de vertraging er bij sommige sporters voor dat de aandacht verslapt en niet meer op tijd bijgesteld kan worden. Daardoor beginnen zij hun wedstrijd slecht.

Zelfvertrouwen is het resultaat van een aaneenschakeling van succesvolle ervaringen in verschillende situaties die zorgen voor een bepaalde verwachting van succes in de toekomst. Een sporter met zelfvertrouwen maakt zich niet druk over de techniek. Hij heeft daardoor meer ruimte om relevante informatie (zoals waar staat de tegenstander, wat is de baan van de bal) te signaleren en te verwerken.

Stress draagt niet bij tot nauwkeurig waarnemen. Er dient onderscheid gemaakt te worden tussen het ontstaan en het omgaan met stress. Stress ontstaat wanneer er een verschil ervaren wordt tussen eisen en capaciteiten ten aanzien van een bepaalde taak (Bakker & Scheltes, 1990). Treedt stress op dan zal de sporter er mee om moeten gaan, want zijn aandacht verspringt dan naar de symptomen die er mee gepaard gaan. Zodra hij zich daarvan bewust wordt, is hij afgeleid.

(Faal)angst ontstaat voornamelijk door het denken aan de negatieve consequenties van een prestatie.

Volgens Bakker e.a. (1995) helpen goede doelstellingen de aandacht te richten en vast te houden. Doelstellingen worden in hoofdstuk 6 besproken.

Theorie van Eberspächer

Eberspächer (1990) stelt dat de aandacht steeds verder verwijderd wordt van de taken die een sporter moet uitvoeren. Hij ziet aandacht als cirkels. In de kerncirkel is de aandacht gericht op de sporter en zijn taak. In de volgende cirkels kan de aandacht gericht worden op toeschouwers, pers, weer of andere omstandigheden; vervolgens op de vergelijking tussen hoe hij presteert en zou kunnen presteren (de 'is-behoort te zijn'-vergelijking); vervolgens op de totaalprestatie, bijvoorbeeld het winnen van de wedstrijd; dan op de consequenties van zijn prestatie ('als ik hier goed presteer, plaats ik me voor de Olympische Spelen'); ten slotte op de zogenaamde 'zinsvraag', als de sporter zich tijdens een slechte prestatie steeds wanhopiger afvraagt 'wat doe ik hier?'.

Een sporter dient dus in de gaten te krijgen in welke ring van de cirkel hij zich bevindt, om vervolgens terug te kunnen gaan naar de kern, namelijk het uitvoeren van de juiste bewegingen op de juiste manier op het juiste moment (fig. 3.5).

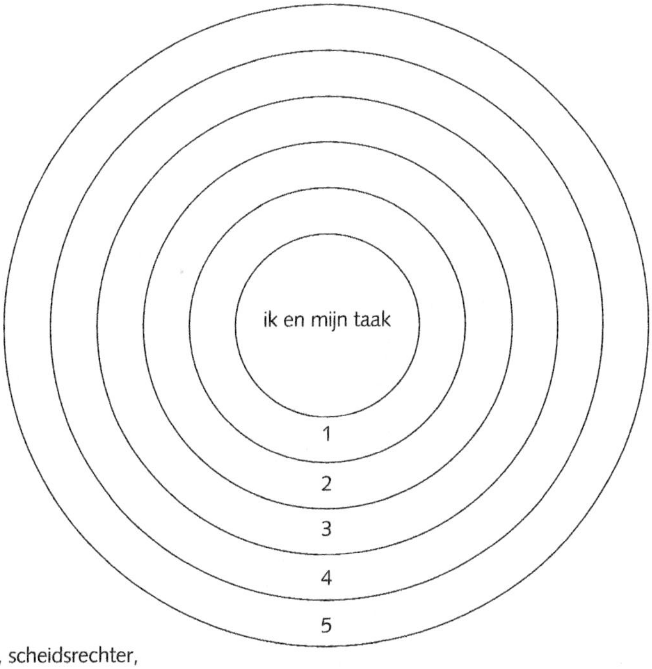

1. toeschouwers, scheidsrechter, tegenstanders, weer enz.
2. 'is-behoort te zijn'-vergelijking
3. totaalprestatie (winst/verlies)
4. consequenties van prestatie
5. zinsvraag (wat doe ik hier?)

Figuur 3.5 De cirkels van Eberspächer (1990). De cirkels geven aan dat de aandacht steeds verder van de taak verwijderd kan zijn.

4
Bewegingstheorieën

Bij de beoefening van sport speelt niet alleen aandacht een rol maar ook het leren en uitvoeren van bewegingen. Mulder (1993) geeft een overzicht van theorieën over bewegen en postuleert een nieuwe. Deze inzichten kunnen belangrijke gevolgen hebben voor de trainingspraktijk.

Closed-looptheorie

Adams (1971) ontwikkelt de closed-looptheorie, die ervan uitgaat dat motoriek gebaseerd is op feedback, foutendetectie en foutcorrectie. Hij verbindt voor de eerste keer geheugen met motoriek. Hij stelt dat bewegingen door twee mechanismen worden geregeld, namelijk een waarnemingsspoor en een geheugenspoor. Het waarnemingsspoor is een interne representatie van de juistheid van de bewegingen en wordt gevormd door eerdere ervaringen van feedback. Dat spoor is echter volledig afhankelijk van zintuiglijke informatie, en kan er dus bijvoorbeeld niet voor zorgen dat een beweging gestart wordt. Een ander mechanisme moet gaan werken voor het selecteren en het starten van de beweging, namelijk het 'geheugenspoor'.

Open-looptheorie

Volgens aanhangers van deze theorie zijn controle en coördinatie van bewegingen mogelijk doordat er een 'motorprogramma' in de hersenen opgeslagen is dat alle informatie voor iedere beweging apart bevat. Brown (1914) en Lashley (1917) stellen dat bewegingen worden gecontroleerd door een centraal opgeslagen programma. Sommige bewegingen kunnen verklaard worden door deze theorie, maar dat kan niet met – vooral aangeleerde – bewegingen als muziek spelen, typen, schrijven en sporten. Er is geen bewijs dat aangeleerde bewegingen bij mensen op een volledige open-loopmanier gebeuren (Schmidt, 1988).

Problemen bij motoriek en bewegen

Er zijn drie fundamentele problemen bij motoriek waarvoor zowel de open-loop- als de closed-looptheorie geen oplossing aandragen.

1 *Vrijheidsgraden.*
Bernstein (1967) introduceert het probleem van de vrijheidsgraden, omdat hij beweging ziet als het coördineren en controleren van biomechanische processen. Om de arm te strekken en een kopje koffie op te pakken, zijn minstens drie gewrichten en hun spieren nodig, te weten de schouder, de elleboog en de pols (rompcontrole, ooghandcoördinatie, hoofdstabiliteit en dergelijke worden hier buiten beschouwing gelaten). Als je deze beweging beschouwd als een motorprogramma, dan moet de werking van minstens 26 spieren en hun onderlinge timing beschreven zijn.
Het probleem van de vrijheidsgraden heeft te maken met de enorme flexibiliteit en variabiliteit van menselijke bewegingen, namelijk hoe het centrale zenuwstelsel dit flexibele systeem kan controleren.
2 *Nieuwheidsprobleem.*
Dit probleem heeft te maken met het feit dat bewegingen nooit exact herhaald kunnen worden. Als een persoon gevraagd wordt om steeds dezelfde beweging te maken, bijvoorbeeld het slaan met een knuppel bij honkbal, is waar te nemen dat deze herhalingen nooit identiek zijn. Iedere beweging heeft *fine tuning* nodig.
Een ander probleem dat met nieuwheid te maken heeft is het feit dat mensen in staat zijn om een compleet nieuwe beweging uit te voeren. Sterker nog, als mensen voor het eerst schrijven met hun voeten blijven de kenmerken van hun schrift herkenbaar (Turvey, 1977). Maar de vraag is hoe een mens iets nieuws kan doen zonder er eerder ervaring mee te hebben opgedaan.
3 *Opslagprobleem.*
De open-loop- en closed-looptheorieën nemen aan dat er voor iedere beweging een motorprogramma opgeslagen ligt in de hersenen. Dit betekent dat al die informatie opgeslagen moet zijn in het centraal zenuwstelsel. Het feit dat een mens een oneindig aantal verschillende bewegingen kan uitvoeren, maakt het onwaarschijnlijk dat er voor iedere beweging een soort computerbestand is met alle gegevens over die beweging. Het is juist zo dat normale bewegingen zich flexibel aanpassen aan een continu veranderende omgeving. De open-loop- en de closed-looptheorie kunnen dit niet verklaren.

Het algemeen motorisch programma

Op basis van bovenstaande problemen ontwikkelen Pew (1974) en Schmidt (1975) een theorie over een algemeen motorisch programma. In het geheugen zou een programma opgeslagen zijn voor een groep van bewegingen, bijvoorbeeld grijpen of gooien. Om dit algemene programma geschikt te maken voor de werkelijke omstandigheden op een bepaald moment, dienen er parameters te worden gespecificeerd. Voor bewegingen zijn dat de parameters tijd, kracht en richting. Zijn de parameters bekend, dan kan het programma uitgevoerd worden en de beweging beginnen. De parameters kunnen oneindig veel waarden aannemen. De vraag is alleen hoe een handelend persoon in staat is de juiste parameters te selecteren. Zoals bij veel fenomenen in de psychologie kan dit aangeboren of aangeleerd zijn.

Het is duidelijk dat een kind niet ineens gaat bewegen als het geboren wordt, ook in de baarmoeder beweegt het al. Deze bewegingen zijn volgens Prechtl (1986) niet anders te verklaren dan dat het patronen zijn van het zich ontwikkelende zenuwstelsel. De rol van zintuiglijke informatie speelt bij de bewegingen van een foetus geen rol. Bruner (1973) laat zien dat er aangeboren bewegingen zijn bij pasgeborenen bij het reiken naar voorwerpen. Deze en andere onderzoeken geven aan dat een groot gedeelte van de kennis van de parameters al vanaf de geboorte aanwezig is.

Het selecteren van parameters wordt ook constant geleerd en gevormd door de activiteiten van mensen in een continu veranderende omgeving. Na duizenden 'herhalingen' leren mensen de relatie tussen de parameters tijd, kracht en richting en het resultaat van de beweging. Tienduizend keer serveren bij volleybal geeft de sporter een idee over hoe de verhouding van de parameters zou moeten zijn in relatie tot het resultaat van de beweging.

Theorie van Schmidt

De schematheorie van Schmidt (1975) beschrijft de ontwikkeling van de eerder genoemde aangeleerde kennis. Hij stelt dat mensen verbindingen maken tussen parameters en het resultaat van de bewegingen op basis van eerdere ervaringen in soortgelijke situaties. Zo'n verbinding noemt hij een schema. Vier soorten informatie slaan mensen op bij een handeling: de handelingsspecificaties (tijd, kracht en richting), de uitgangspositie (actuele positie van het lichaam), de zintuiglijke consequenties (verzameling van handelingsgerelateerde informatie) en het resultaat (het effect in de omgeving).

Schmidt onderscheidt, net als Adams (1971), twee geheugensystemen: een oproep- en een herkenningsschema. Het oproepschema selecteert de best passende parameters voor de komende beweging en verbindt deze aan het algemeen motorische programma. Dit schema is verantwoordelijk voor het starten van de beweging. Het herkenningsschema houdt zich alleen bezig met de detectie van fouten.

Deze theorie van Schmidt is eigenlijk een combinatie van closed-loop- en open-loopbeginselen. Het voornaamste probleem met deze theorie is dat leren moeilijk verklaard kan worden. Impliciet wordt aangenomen dat de schema's gevormd zijn, maar hoe die schema's geleerd en gevormd zijn, is niet verklaard.

Theorie van Mulder

Zijn theorie heeft volgens Mulder (1993) relevantie voor de volgende drie processen:
- het aanleren van nieuwe taken;
- het uitvoeren van vaardigheden waarbij het noodzakelijk is dat

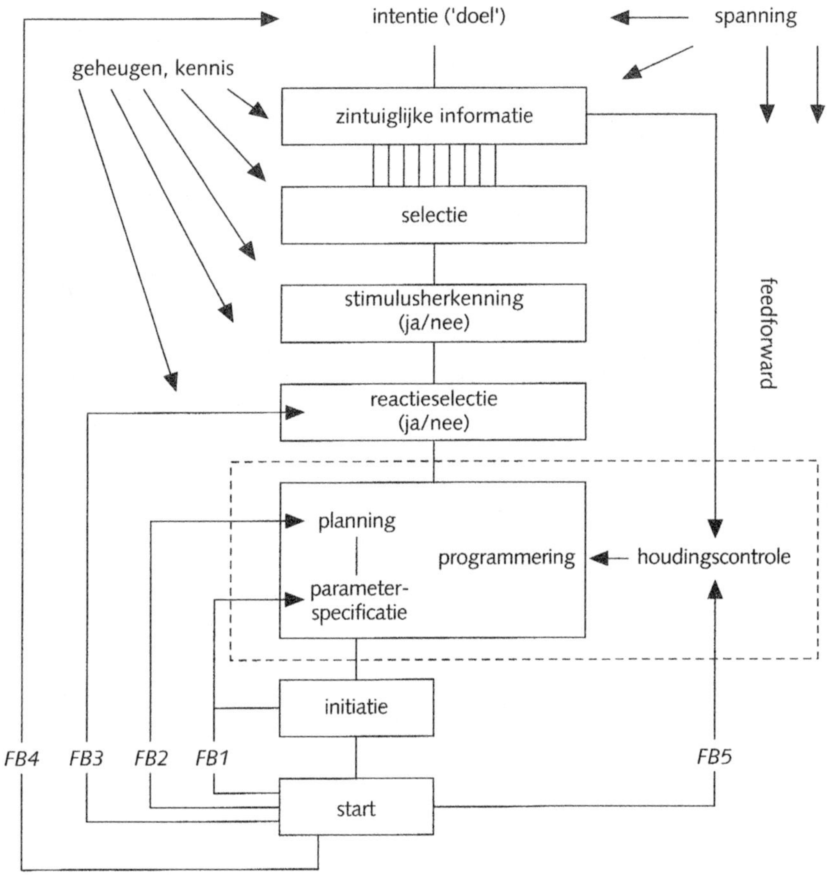

Figuur 4.1 Een hypothetisch model over bewegen volgens Mulder (1993).

symbolische kennis omgezet wordt in opeenvolgingen van bewegingen, zoals bij musiceren en dansen;
- het verklaren van gedrag in situaties waar een automatische beweging door schade aan het motorisch systeem niet meer functioneert.

Wat voor de sport belangrijk is, is dat deze theorie ook kan verklaren waarom goed geleerde en beheerste bewegingen niet altijd goed uitgevoerd worden. Kijk bijvoorbeeld naar de dubbele fouten bij tennis of het missen van strafschoppen bij voetbal. De theorie van Mulder is gebaseerd op werk van Schmidt (1975), Van Galen (1980), Cools (1985) en Markowitsch (1988). Het uitgangspunt daarbij is dat bewegingen altijd een combinatie zijn van waarnemingsprocessen, cognitieve processen en motorische processen. Hoewel Mulder de nadruk heeft gelegd op de schematheorie, is er een aantal duidelijke verschillen. Het motorisch programma met spierspecifieke informatie is vervangen door een programmaregel, een abstracte, geleerde representatie van een handeling. Deze regel wordt vertaald naar motorische processen, een flexibel proces dat afhankelijk is van de actuele situatie in de omgeving. Daarnaast spelen intentie, zintuiglijke inputselectie en stimulusherkenning een belangrijkere rol, en ligt er meer nadruk op de rol van kennis en geheugen dan in de schematheorie (fig. 4.1).

Hieronder volgen de verschillende details van de theorie.
- *Intentie.* Iedere handeling heeft een intentie. Een handeling is een functionele, specifieke beweging gericht op een doel in de omgeving. Een handeling of een verplaatsing van het lichaam vindt nooit zomaar plaats.
- *Activatie.* Gedrag vereist een bepaald niveau van activatie. Bij een te hoog of te laag niveau is de mens niet meer in staat optimaal te reageren op stimuli.
- *Zintuiglijke inputselectie.* De mens heeft te maken met een constante stroom van informatie van binnen en buiten het lichaam. Om te kunnen functioneren dient de mens de stimuli te selecteren.
- *Stimulusherkenning en geheugenmechanismen.* Voordat de relevantie van een stimulus kan worden bepaald, moet de input geïdentificeerd worden. Het functioneel belang van het voorwerp moet bekend zijn. Dit kan alleen maar door een beroep te doen op het geheugen. Alle handelingen zijn het resultaat van een samenwerking tussen motorische en geheugenprocessen, zelfs het drukken op een knopje.
- *Responsselectie.* Er zijn een heleboel manieren om bijvoorbeeld tegen een voetbal te trappen. De vraag is hoe de hersenen in staat zijn om de meest adequate beweging uit te zoeken. Deze theorie stelt dat er geen klassiek motorisch programma bestaat waarin de

beweging van A tot Z is beschreven. Er zou een abstracter programma zijn, een soort regel die alleen algemene informatie over de handeling bevat. Zo'n regel dient te worden vertaald in opeenvolgingen van bewegingen, bijgestuurd door de actuele omstandigheden in de omgeving.

- *Programmering.* Dit bestaat uit twee deelprocessen: planning en parameterspecificatie. Planning heeft te maken met timing van de opeenvolgende onderdelen van een beweging. Parameterspecificatie wil zeggen dat een beweging bijgestuurd wordt door actuele omstandigheden in de omgeving waarbij kracht, snelheid, richting en tijd toegevoegd worden aan de ruwe programmaregel.
- *Houdingscontrole.* Alle bewegingen worden gevormd door een grote verzameling van spieren. Als een rechtopstaand persoon zijn arm beweegt, moeten er ook andere spieren gaan werken om de balans te houden. Vóór de arm beweegt, dient een aantal spieren in de benen en de romp actief te worden.
- *Begin van de beweging.* Het resultaat van de eerder beschreven processen is het daadwerkelijk beginnen van de beweging.
- *Feedback en feedforward.* De processen worden gecontroleerd door een grote groep van *feedback loops* (terugkoppelingssystemen) die de hogere niveaus informeren over het 'gedrag' van de lagere niveaus. Dit systeem is nodig om de programmaregel actueel te houden. Feedback is niet alleen belangrijk tijdens de bewegingen, maar ook ervoor en erna. Daarnaast speelt feedforward een zeer belangrijke rol bij de controle over bewegingen. Feedforward is meestal visuele informatie die van tevoren naar het systeem gestuurd wordt, zodat die op de komst van toekomstige opdrachten kan anticiperen. Dit is vooral van belang in situaties waar de omgeving niet altijd voorspelbaar is, bijvoorbeeld bij teamsporten.

De ecologische psychologie van Gibson

Gibson (1979) stelt dat een mens kijkt en doet. Tussen het kijken en het doen zit geen bewustzijn dat eventueel nog kan bijsturen. Hij stelt dat er na veel training een verband ontstaat tussen voorwerpen in de omgeving en de handelingen die daarbij uitgevoerd kunnen worden. Hierdoor is het niet meer nodig voorwerpen apart te identificeren om de juiste handeling uit te kunnen voeren: neem bijvoorbeeld het racket en de bal bij tennis. Volgens Gibson spelen processen als planning en het nemen van beslissingen dan geen rol meer. Een mens ziet een situatie en handelt meteen. Gibson legt nadruk op de relatie tussen waarneming en handelingen en tussen handelingen en omgeving.

De ecologische psychologie van Gibson is nuttig in het verklaren van lopen, reiken, vangen, traplopen en dergelijke, maar blijft vaag in de verklaring van het leren of opnieuw leren van bewegingen. Daarvoor blijft het informatieverwerkingsmodel heel belangrijk.

De handelingstheorie van Nitsch

Een andere theorie die handelingen centraal stelt is die van Nitsch (1991). Hoewel Nitsch zijn theorie nog niet volledig vindt, biedt zijn benaderingswijze weer andere perspectieven voor het verklaren van menselijk gedrag.

De voornaamste aannames in deze handelingstheorie van motorisch bewegen zijn:
- motorisch gedrag is altijd gedrag-in-een-situatie;
- menselijk motorisch gedrag is intentioneel georganiseerd;
- motorisch gedrag speelt een constructieve rol in informatieverwerking;
- psychologische processen zijn gerelateerd aan handelingsregulaties.

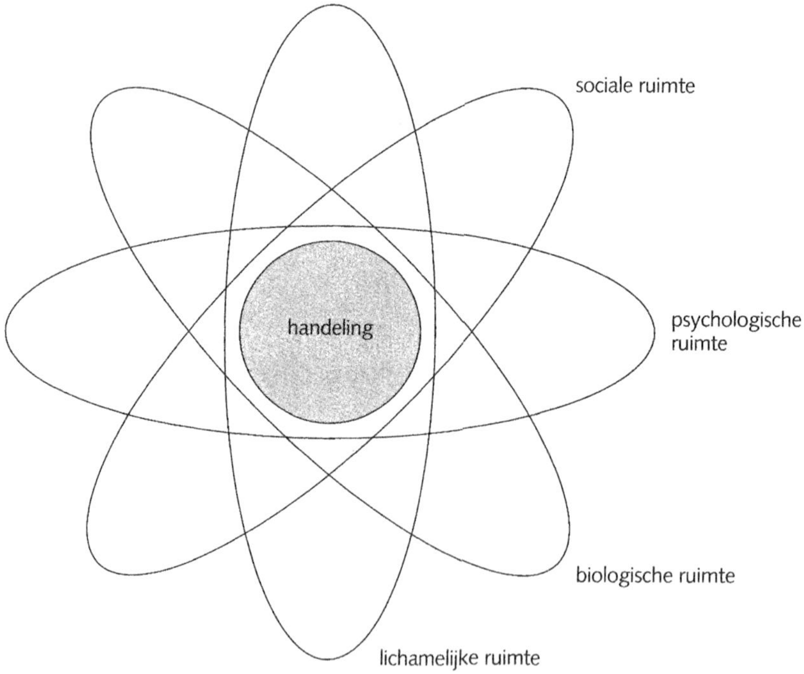

Figuur 4.2 De handelingsruimte volgens Nitsch (1991).

Onderzoek naar motorisch gedrag dient zich niet alleen bezig te houden met de uitvoering van specifieke motorische vaardigheden, maar ook met het dynamisch samenspel tussen een persoon en zijn omgeving. Menselijk gedrag speelt zich af in een zogenaamde 'handelingsruimte', die verdeeld is in sociale ruimte, psychologische ruimte, biologische ruimte en fysieke ruimte (fig. 4.2).

Het belangrijkste punt hierbij is dat ons gedrag zowel deze ruimten bepaald als er door bepaald wordt. Verschillende wetenschappelijke richtingen houden zich bezig met één van de ruimten die het gedrag bepalen. Het menselijk gedrag kan alleen goed bestudeerd worden als de handelingsruimte erbij betrokken wordt, met andere woorden: het menselijk motorisch gedrag is gedrag van een fysiek lichaam (kinematica en dynamica), van een organisme (zenuwen en spieren), een persoonlijkheid (doelgericht gedrag) en een sociaal wezen (communicatie en interactie).

Het eerder besproken vrijheidsgradenprobleem (Bernstein, 1967) zorgt ervoor dat menselijk gedrag beïnvloed wordt door sociale, psychologische, biologische en fysieke beperkingen (Nitsch & Munzert, 1991). Sociale beperkingen kunnen bestaan uit de regels, normen en waarden in de maatschappij. Psychologische beperkingen kunnen het

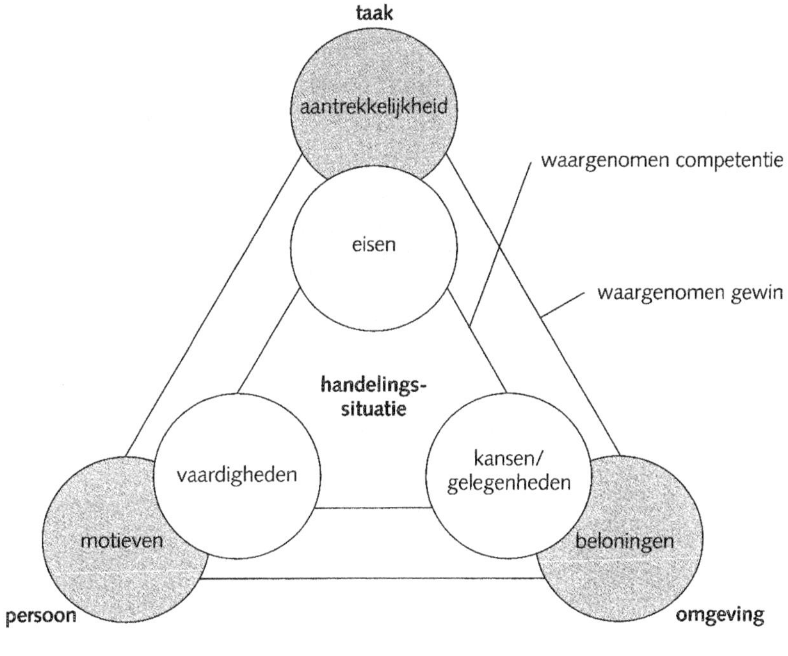

Figuur 4.3 De psychologische ruimte van de handelingssituatie (Nitsch, 1991).

gevolg zijn van een subjectieve interpretatie van de situatie, de samenhang tussen persoon, omgeving en taak. Een biologische beperking kan zijn dat het organisme mankementen heeft of niet goed meer functioneert. Ten slotte kunnen er fysieke beperkingen zijn, zoals onverplaatsbare versperringen of andere obstakels.

Van de vier ruimten gaat Nitsch dieper in op de psychologische ruimte (fig. 4.3).

De relatie tussen een situatie en een handeling kan als volgt worden verhelderd:

- Iedere handeling is gebaseerd op de uitleg van de situatie. Het is een samenspel tussen de persoon, de omgeving en de taak. Het gaat hierbij om de waargenomen competentie (kan ik omgaan met deze situatie?) en het waargenomen gewin (is het de moeite waard om dit te proberen?).
- Iedere handeling heeft als drijfveer om een situatie actief te optimaliseren; een mens probeert een favoriete situatie te stabiliseren of te herwinnen, of wil een betere situatie nastreven. Iemands favoriete situatie hangt af van eerdere ervaringen, toekomstige verwachtingen, de ideale situatie en de vergelijking met de situatie van anderen.
- Door een handeling op een bepaalde manier te doen, bepaalt de mens een situatie vanuit zijn eigen perspectief en dat van anderen.

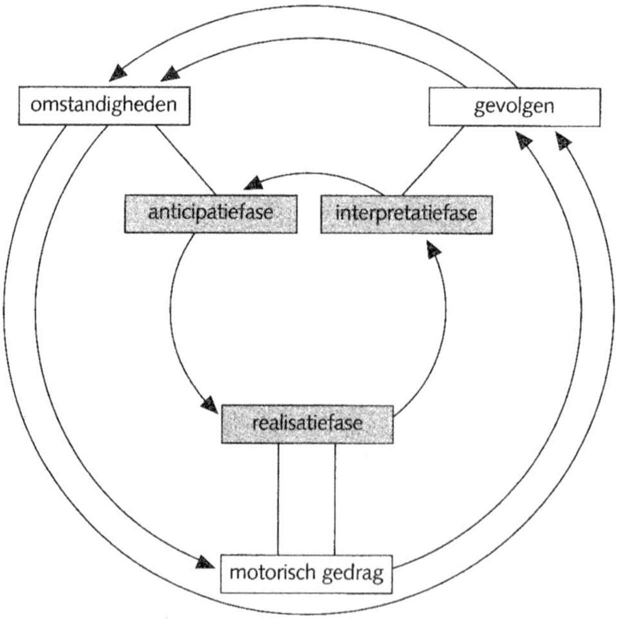

Figuur 4.4 De handelingscirkel volgens Nitsch (1991).

Dit kenmerk is ook verantwoordelijk voor het fenomeen dat eigen angstig gedrag ook bij anderen angstgevoelens bekrachtigt. Menselijk gedrag is geen optelsom van allerlei vaardigheden, maar is een functionele organisatie in het oplossen van problemen.

Dat menselijk motorisch gedrag intentioneel is georganiseerd, is gebaseerd op de aanname dat een persoon zich beweegt onder die omstandigheden met die reden of dat doel. Intentioneel georganiseerd wil niet zeggen dat alle handelingen bewust of gepland plaatsvinden. Dit idee wordt duidelijker in de 'handelingscirkel'. Veranderingen in de omgeving vinden plaats zonder dat handelingen dat beïnvloeden. Motorisch gedrag wordt bepaald door de omstandigheden in de omgeving, en heeft tegelijkertijd weer een effect op die omstandigheden. De handelingscirkel gaat uit van een drietal fasen (fig. 4.4).

In de *anticipatiefase* wordt de huidige situatie geanalyseerd en gewaardeerd, specifieke intenties worden geformuleerd en het verloop van de handeling wordt gepland, rekening houdend met de gewenste resultaten. Niet alles kan bekend zijn, vandaar dat hier voornamelijk speelt het nemen van beslissingen in onzekerheid.

In de *realisatiefase* worden de intenties uitgevoerd. Daarvoor is het nodig dat de delen van de omgeving herkend worden om een goed plan te kiezen, dat het plan getoetst wordt aan de werkelijkheid (juistheid van plan) en dat het oorspronkelijke plan vastgehouden wordt, ondanks afleidende processen.

Ten slotte worden in de *interpretatiefase* de effecten geanalyseerd, geëvalueerd en toegeschreven aan interne en/of externe oorzaken. De moeilijkheid hierbij is dat een mens vaak moeilijk in staat is om zijn eigen handelingen realistisch weer te geven.

De aanname van intentionaliteit heeft enkele belangrijke gevolgen. Allereerst dient er een interne representatie te zijn van de relatie tussen de persoon en de omgeving. Vervolgens is de belangrijke vraag niet meer 'waarom treedt deze beweging op', maar 'voor welk doel wordt de beweging uitgevoerd'. Daarna moeten intenties, om ze te realiseren, omgezet worden in zichtbaar gedrag. Tot slot betekent intentioneel georganiseerd dat er meerdere niveaus en modaliteiten een rol spelen. Motorisch leren bevat veel meer dan het verkrijgen van motorische vaardigheden, namelijk: het maken van intenties, het definiëren en differentiëren van de situatie, het structureren van plannen, het gevoelig worden voor veranderingen, het instellen van de bewegingsparameters, het ruimte geven aan zelf-organiserende processen en het herkennen van obstakels en mogelijke hulpbronnen in de fysieke en sociale omgeving.

Cruciale rol bij informatieverwerking

Beweging is geen afhankelijke variabele van waarneming en informatieverwerking, maar levert aan deze processen een bijdrage. Het maken van oog- en hoofdbewegingen om iets waar te nemen, is hier een voorbeeld van. De waarneming van tijd en ruimte wordt beïnvloed door de relatie tussen de eigen snelheid en de snelheid van de voorwerpen om je heen. Stel dat een beginner bij tennis de snelheid van zijn arm onderschat en de snelheid van de bal overschat. Hierdoor is de achterwaartse beweging te kort en wordt de bal niet hoog genoeg opgegooid.

Daarnaast geldt dat als mensen hun gedrag niet kunnen structureren, het gevoel voor en de waarneming van tijd (de timing) verandert. Dit geldt zowel voor saaie als voor stresssituaties. De waarneming van ruimte hangt af van de beheersing van handelingen. Met het beter uitvoeren van handelingen verandert de waarneming van de ruimte waarin deze handelingen worden uitgevoerd (fig. 4.5).

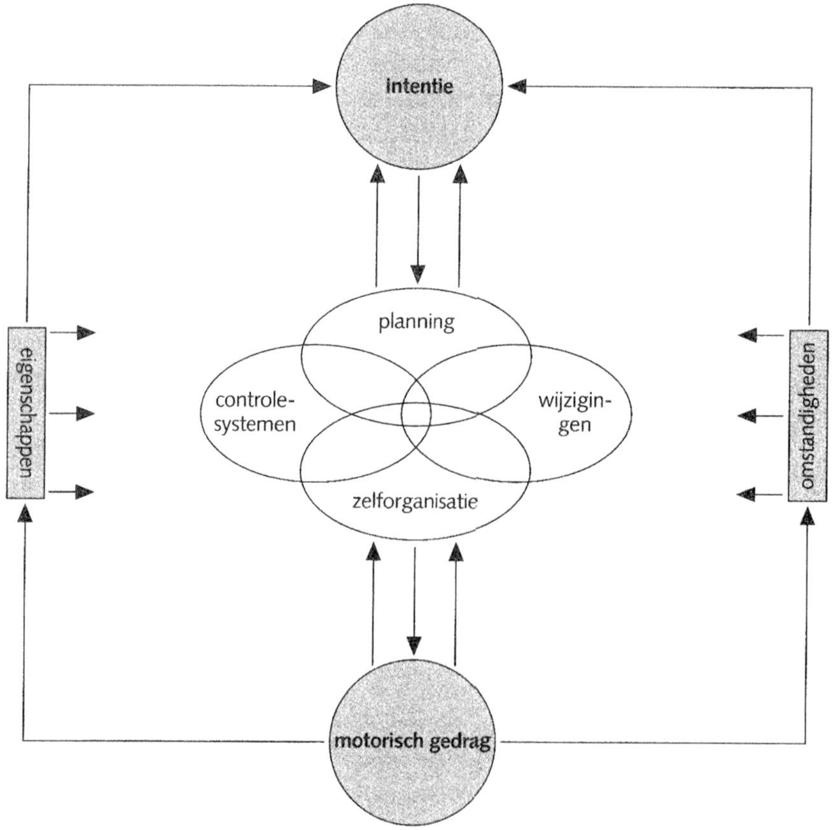

Figuur 4.5 De wisselwerking tussen factoren en processen die het bewegen bepalen volgens Nitsch (1991).

Maar in een lichamelijk vermoeide toestand kan het zijn dat de waargenomen snelheid van een armbeweging hetzelfde is gebleven, terwijl de werkelijke snelheid drastisch is afgenomen.

Naast de waarneming van tijd en ruimte speelt ook het waarnemen van voorwerpen een rol. Na veel training leer je niet alleen die beweging kennen, maar ook het voorwerp waar die beweging mee wordt uitgevoerd (bijv. een tennisracket en een bal). Door de training hoeven deze voorwerpen niet meer geïnterpreteerd te worden, maar neem je direct waar wat je kan of moet doen. In dit proces spelen planning en het nemen van beslissingen geen expliciete rol meer.

Reguleren van handelingen

Cognitieve en emotionele processen hebben een duidelijke functie bij het reguleren van handelingen. Er bestaan geen handelingen zonder zowel cognitie als emotie. Bij de psychologische processen spelen drie controleprocessen een rol: cognitieve controle (analyse van de situatie, anticipatie en planning), emotionele controle (emotionele waarde voor situatie) en automatische controle (automatische handelingen in bepaalde situaties).

Een gevolg van deze aanname is dat psychologische functies ontwikkeld en aangepast worden door ervaringen met handelingen. Emoties als boosheid, angst en vreugde spelen bijvoorbeeld een belangrijke rol bij de organisatie van motorisch gedrag. Deze rol kan omschreven worden als het afstellen van zowel het zintuiglijk-motorisch systeem als het cognitieve systeem. Emoties zorgen ervoor dat bepaalde processen makkelijker worden en hebben hun invloed op de snelheid van die processen. Dit lijkt in tegenspraak met het feit dat een emotie als angst vaak zorgt voor een verslechtering van prestaties. Maar vaak komt een emotioneel gedragspatroon niet overeen met het vereiste gedragspatroon voor een sportsituatie. Mentale trainingen zijn niet gericht op het uitschakelen van emoties, maar op het bewerkstelligen van die specifieke emotionele toestand die nodig is om topprestaties te leveren.

Nitsch (1991) eindigt zijn overzicht met een opmerking over het verder ontwikkelen en uittesten van theoretische concepten over het menselijk bewegen. Deze theorie is beter in het verklaren van de rol van emoties bij het bewegen en geeft ook een mogelijke verklaring voor het leren en opnieuw leren van motorische vaardigheden. De theorie van Mulder (1993) is fundamenteler, de theorie van Nitsch (1991) is meer gericht op toegepaste situaties, bijvoorbeeld sportsituaties.

Conclusie

Het is niet mogelijk om een scheiding aan te brengen tussen motorische, emotionele en cognitieve processen. Motorisch gedrag is het gevolg van een complex geïntegreerd en aanpassend informatieverwerkingssysteem dat nauw betrokken is bij zijn omgeving. Daarnaast is motorische controle niet gebaseerd op spierspecifieke motorische programma's, maar op abstracte programmaregels.

Voor de alledaagse trainingen in de sport kan deze kennis over bewegen belangrijke gevolgen hebben. Het gaat niet om het 'inslijpen' van bewegingen, maar om het ontwikkelen van programmaregels. Die ontwikkeling is volgens Mulder (1993) afhankelijk van:

- *Variatie in training.* De trainingen dienen plaats te vinden in een variabele omgeving. Gevarieerde zintuiglijke informatie is noodzakelijk voor de ontwikkeling van een brede, overtollige representatie of regel. Herhaling van een correcte beweging keer op keer zal leiden tot een 'smalle' en inflexibele regel.
- *De wet van de identieke elementen.* Een training dient zodanig georganiseerd te zijn dat er een maximale overlap is tussen de trainingssituatie en de werkelijke situatie. Het is belangrijk om een generalisatie te krijgen van de geleerde vaardigheden naar andere situaties, het zogenaamde 'game-like'-trainen.
- *Het consistent gebruik van feedback.* Zonder kennis van de resultaten is het erg moeilijk om een regel te ontwikkelen. De kennis van de resultaten van een handeling is één van de sterkste variabelen in de training. Mensen in trainingsituaties, zoals trainers en coaches, moeten er alles aan doen om ervoor te zorgen dat die informatie voor de sporters aanwezig is.

Tot zover de theoretische besprekingen van waarnemen, aandacht en bewegen. Op basis van mijn ervaringen met nationale teams maak ik de overgang naar de praktijk. In hoofdstuk 8 zullen theorie en praktijk weer bij elkaar komen.

5
Afleidingen

Een afleiding zorgt ervoor dat de aandacht verschuift. Als tijdens het lezen van dit boek de deurbel of de telefoon gaat, is dat een afleiding. De aandacht is verschoven van het boek naar het geluid.

Het lezen van dit boek is te vergelijken met het leveren van een prestatie. Sporters hebben bij hun prestaties ook met afleidingen te maken. In geval van sport kan de afleiding een stadionomroeper of een tegenstander zijn. Leidt dit soort zaken de sporter af, dan kan dit zijn prestatie verminderen.

Gewoon doorlezen terwijl de deurbel of de telefoon gaat, is heel moeilijk. In de sport verwachten sporters en omstanders echter wel dat er, ondanks alle afleidingen, gepresteerd wordt. Afleidingen zijn onder te verdelen in niet-sportgebonden en sportgebonden afleidingen. Niet-sportgebonden afleidingen hebben niet direct iets met de sport te maken, maar kunnen er wel een negatieve invloed op hebben. In een mensenleven komt een aantal situaties voor waarvan bekend is dat ze veel stress veroorzaken, zoals het overlijden van een dierbare, huwelijk of scheiding, het kopen van een huis of dreigend ontslag. Ook voor sporters geldt dat problemen met school of hun werkgever de aandacht af kan leiden van de prestaties. De thuissituatie, de steun van de partner en ouders, is eveneens belangrijk voor de aandacht die de sporter aan het trainen en presteren kan besteden.

Sportgebonden afleidingen hebben direct met de sport te maken. Er zijn er heel wat. Bij een aantal van die afleidingen vermeld ik ervaringen met nationale teams.

Verwachtingen

In de praktijk laten spelers zich vaak afleiden door hooggespannen verwachtingen over bijvoorbeeld het gewenste resultaat van een wedstrijd. 'Als ik deze wedstrijd win, word ik kampioen'. Zo werd het nationale herenbowlingteam in 1995 wereldkampioen. De verwachtingen voor het jaar daarop waren dan ook hoog. Door deze afleiding presteerden de bowlers echter onder hun kunnen. Hetzelfde geldt voor de herenbridgeploeg, die in 1993 wereldkampioen werd maar daarna niet meer aan de verwachtingen heeft kunnen voldoen.

Slechte omstandigheden

Soms laat een speler zich afleiden door omstandigheden. Het rumoer dat klinkt in een speelzaal bijvoorbeeld, kan behoorlijk storen. 'Onder deze omstandigheden kan ik niet spelen', hoor je nog wel eens zeggen. Het nationale team van de taekwondobond ging in 1995 naar het WK in Manilla op de Filippijnen. Het team had geprobeerd zich voor te bereiden op situatie die het daar zou aantreffen, maar het bleek er nog slechter te zijn dan verwacht. Sommige teamleden hadden daar toen moeite mee. Een ervaring rijker wisten de sporters op het EK in 1996 de aandacht goed te richten en vier medailles te behalen.

Training

Sporters hebben de neiging om het vertrouwen af te laten hangen van het feit of ze goed of slecht getraind hebben. Iemand kan tijdens een training meer denken aan de belangrijke wedstrijd van morgen dan aan de training zelf. Een gedachte als 'ik hoop niet dat het morgen ook zo slecht gaat' zorgt ervoor dat een speler met minder zelfvertrouwen aan de warming-up voor de wedstrijd begint. In het werk met het nationale ijshockeyteam heb ik gemerkt dat redelijk veel spelers deze afleiding hadden.

Toeschouwers

Een van de kenmerken van prestaties is dat je het ook voor publiek doet. Je laat mensen zien wat je kunt, of wat je (nog) niet kunt. Dat toeschouwers invloed hebben op prestaties, dat lijdt geen twijfel. Denk maar aan de 'twaalfde man' bij voetbal. Of neem iemand die op de training uitstekende prestaties neerzet, maar er in wedstrijden weinig van bakt.

De invloed van toeschouwers op prestaties is in de loop der jaren onderzocht, met wisselende conclusies. Sommige onderzoeken vinden een negatief verband tussen toeschouwers en prestaties, andere juist een positief. Zajonc (1965) stelt dat de aanwezigheid van anderen op zich voor arousal (lichamelijke spanning) zorgt. Waar die spanning door veroorzaakt wordt, laat hij in het midden, maar je kunt denken aan bang zijn je gezicht te verliezen, om af te gaan, om te falen of iets dergelijks. Arousal heeft weer een positieve of negatieve invloed op de prestatie. Welke invloed dat is, hangt af van de moeilijkheid van de taak en/of de getraindheid van die taak. Bij een simpele of goed getrainde taak overheersen de goede uitvoeringen, terwijl bij een moeilijke of slecht getrainde taak voornamelijk foute uitvoeringen overheersen. Arousal verbetert simpele of goed getrainde taken en verslechtert complexe of slecht getrainde taken. Sommige taken zullen echter nooit simpel worden. Dat is bijvoorbeeld het geval bij sporten als biljarten of bridge, waar steeds nieuwe problemen moeten worden opgelost.

Een paar jaar later beweert Cottrell (1968) dat alleen de aanwezigheid van anderen niet genoeg is voor arousal. Het gaat hem juist om het feit dat toeschouwers een *oordeel* kunnen geven over de sporter of diens prestatie. De verwachting over zo'n oordeel kan een (positieve of negatieve) invloed hebben op de prestaties. Sporters stellen zich nu eenmaal regelmatig de vraag wat anderen van ze denken. Langs de lijn bij sportwedstrijden kan het oordelen goed beluisterd worden; toeschouwers be- en veroordelen sporters immers constant. Natuurlijk zegt een coach je daar geen waarde aan te hechten; maar opmerkingen als 'hij kan beter verkocht worden' of 'hij wordt te oud' gaan een sporter niet in de koude kleren zitten. Hij wordt wel degelijk beïnvloed door zulke opmerkingen.

Een aparte categorie toeschouwers zijn ouders. Zeker bij jeugdige (top)sporters zijn deze mensen van groot belang, zowel in positief als negatief opzicht. Ouders hebben een emotionele band met hun kind, en daaruit vloeit hun gedrag voort. Soms is dat voor de bestwil van het kind, soms echter voor zichzelf. Vaak wordt er gezegd dat kinderen door de ouders gepusht worden om te sporten. Dit is echter maar ten dele waar. Het meest voorkomende verschijnsel in dit opzicht is modelleren. In de ontwikkelingspsychologie (kinderpsychologie) is hier veel onderzoek naar gedaan. Het blijkt dat kinderen op een bepaalde leeftijd het gedrag van vader of moeder gaan imiteren. Meisjes imiteren gedrag van moeder, zoals opmaken en jongens imiteren het gedrag van vader, zoals scheren en timmeren. Vullen de ouders hun vrije tijd met sport, dan gaan kinderen dit ook imiteren. Modelleren is dan ook een goede verklaring voor het verschijnsel dat kinderen uit 'kunstenaars'-gezinnen vaak in de kunst gaan, en kinderen uit 'sport'-gezinnen vaak gaan sporten. Het omgekeerde komt echter ook voor: dat een kind zich juist afzet tegen de sportbeleving van de ouders.

De emotionele band van ouders met hun kind kan een afleiding zijn. Een bekend verschijnsel bij jeugdsport is dat het kind er niets van bakt als vader en/of moeder een keer komt kijken. Het kind heeft dan het idee zich te moeten bewijzen, het wil zijn ouders niet teleurstellen. Sommige ouders peperen dat er bij het kind overigens goed in. Omdat ouders de personen bij uitstek zijn om een oordeel te geven over de prestaties van hun kind, geeft dat een behoorlijke druk. Het oordeel van anderen kan een kind vaak nog naast zich neerleggen, maar dat van zijn ouders niet.

Pers

Tientallen microfoons, fototoestellen, camera's, koptelefoons en schreeuwende, trekkende en duwende mensen: kortom, de pers. Taferelen als deze, sportliefhebbers bekend, kunnen voor de sporter een flinke afleiding betekenen. Een verslaggever die je iets komt vragen als je je aan het concentreren bent, kan behoorlijk storen. Oordelen, al dan niet gebaseerd op onvolledige informatie, lees je in de krant of in sportbladen.

De pers kan dus een afleiding zijn, maar het is nog niet vaak voorgekomen dat een prestatie duidelijk minder werd door toedoen van de pers. Sporters leren over het algemeen snel hoe er met de pers moet worden omgegaan, onder andere door het volgen van mediatrainingen. Het idee 'het hoort erbij' is in dit verband een nuttige gedachte.

Bestuur en staf

Een afleiding die vaker voorkomt dan wordt aangenomen is het slecht functioneren van een bestuur van een sportvereniging of sportbond. Soms is een bestuur onbekwaam, maar er zijn ook wel eens tegenstrijdige belangen. Bovendien is de sport voor veel bestuurders een (uit de hand gelopen) hobby. Bestuursperikelen geven onzekerheid en onzekerheid is de basis voor stress. Een vervelende afleiding is als er een rolverwarring gaat ontstaan tussen de staf en het bestuur, als de voorzitter zich gaat bemoeien met de opstelling bijvoorbeeld, of de coach met de begroting. Voor deze rolverwarring zich manifesteert, is er al iets mis in de organisatie. Jammer genoeg eindigen deze conflicten te vaak met het ontslag van de coach, waarmee clubs of bonden soms een belangrijke fout begaan. Dat de sporters hieronder lijden, is duidelijk.

Trainer/coach

De rol van de coach is niet te onderschatten. Afleidingen die een coach kan veroorzaken zijn het meegeven van te veel opdrachten, het schreeuwen op de verkeerde momenten, een sporter onzeker laten over wel of niet spelen, of de sporter een rol geven die hij niet aankan. De belangrijkste manier waarop een coach kan afleiden is door middel van communicatie. Aangezien het onmogelijk is om *niet* te communiceren, is die afleiding er dus altijd.

Wedstrijdsituatie

Het scoren en het belang van de wedstrijd zijn afleidingen. Bij een achterstand raken veel sporters gefixeerd op het resultaat in plaats van het goed spelen. Goed spelen is een voorwaarde voor een goed resultaat. Naarmate een wedstrijd vordert, wordt bovendien de spanning groter. De druk om te scoren of om de voorsprong te verdedigen, neemt toe. De aandacht verschuift dan van 'gericht op het spel' naar 'gericht op het resultaat', waarbij de kans bestaat dat er toch nog verloren wordt.

Teamleden

Bepaalde relaties en verhoudingen binnen het team kunnen ervoor zorgen dat een individu niet optimaal presteert. Zo is de communicatie tussen spelers op het veld vaak een bron van ergernis. Mensen maken zich kwaad, schelden of worden apathisch, en dit leidt henzelf en anderen zeker af van het spel.

Als er gesproken wordt over teams, komt de term cohesie (teamgeest) om de hoek kijken. Festinger, Schachter en Back (1950) definieerden cohesie als de krachten die een groep binden. Een belangrijke kracht is de aantrekkingskracht tussen de leden van de groep. Volgens hen is cohesie een 'kenmerk van een groep waarin de krachten die de leden ervaren om in de groep te blijven, sterker zijn dan de krachten die de leden ervaren om uit de groep te stappen'.

Bijgeloof

Veel sporters hechten waarde aan voorwerpen of rituelen als het gaat om het leveren van prestaties. Bijgeloof is prima, zolang het je gedachten maar bij de goede prestaties houdt. Soms worden de zaken echter omgekeerd. Heeft een team na een overnachting in een bepaald hotel een wedstrijd verloren, dan zullen ze dat hotel niet meer bezoeken. Of merkt een sporter dat hij bij het aankleden de verkeerde volgorde heeft aangehouden, dan gaat hij terug om het nog een keer te doen. In zulke gevallen, waarbij je als sporter uit je doen raakt door je bijgeloof, heeft dat bijgeloof negatieve gevolgen voor de prestaties.

Commercie, geld en status

Sinds er veel geld in de sport omgaat, zijn commercie, geld en status nieuwe typen afleidingen. Ze kunnen het gedrag van de sporter flink beïnvloeden. Zijn normen en waarden kunnen drastisch veranderen; hij kan bijvoorbeeld onredelijke eisen gaan stellen. Meestal is dit niet gunstig voor de sportprestaties.

Daarentegen kunnen een tekort aan geld of het zoeken naar sponsors ook een afleiding zijn.

De sporter zelf

De grootste afleiding is de mens zelf. Alle bovenstaande afleidingen hebben gemeen dat de sporter ze zelf inschat, ofwel op een bepaalde manier uitlegt. Deze gedachten, ook wel zelfspraak genoemd, kunnen je afleiden van de taak waar je mee bezig bent.

Albert Ellis (1962) is de grondlegger van de rational emotive therapy (rationeel emotieve therapie, RET). De grondgedachte daarvan is dat het niet de dingen zelf zijn die mensen uit hun evenwicht brengen, maar de manier waarop ze waargenomen en geïnterpreteerd worden.

Voorbeeld: twee mensen krijgen allebei een briefje van *f* 1.000,– . De een is er blij mee en denkt meteen aan de dingen die hij ervoor kan kopen. De ander is wantrouwend en ruikt onraad. Dan blijkt het briefje vals te zijn. De eerste persoon reageert waarschijnlijk teleurgesteld, de tweede wordt bevestigd in zijn vermoeden. Dus hoewel de situatie hetzelfde is (het aannemen van een briefje van duizend gulden), is de interpretatie (de gedachte die ze erbij hebben) van de twee mensen verschillend.

Williams (1986) onderzocht de meest voorkomende gedachten en gevoelens bij sporters die een negatief effect hebben op hun prestaties. Dit soort negatieve gedachten worden irrationele gedachten genoemd. Voorbeelden:

- perfectie is essentieel (het eisen van perfectie, nooit echt tevreden zijn);
- 'catastroferen' (erger maken dan het is);
- mijn waarde als mens hangt af van mijn prestaties (zich waardeloos voelen na verlies);
- personalisatie (alles op jezelf betrekken);
- fair treatment (persoonlijke voorkeur moet gedaan worden);
- ideale condities (coach moet gemakkelijkste weg naar de top kiezen);
- schuld geven (aan anderen);
- denken in uitersten (goed/slecht, winnen/verliezen);
- one-trial generalisatie (het ging één keer niet goed, nu gaat het altijd fout);
- ik mag niet accepteren dat het slechter gaat.

Deze gedachten komen vaak voor bij sporters en andere mensen die moeten presteren. Ze leiden erg af van de taken die uitgevoerd moeten worden. Mensen kunnen leren om deze gedachten te veranderen. Maar voordat iemand zich die technieken eigen kan maken, en kan omgaan met afleidingen, dient er aan een aantal voorwaarden te zijn voldaan. Daarover gaat hoofdstuk 6.

6

Voorwaarden om met afleidingen om te gaan

De voorwaarden om met afleidingen om te gaan zijn bewustwording, motivatie en gedrevenheid, doorzettingsvermogen en plezier.

Bewustwording

Een belangrijke eerste stap naar verandering is bewustwording. Om iets te kunnen veranderen, moet je eerst weten wát je moet veranderen. Voor een sporter betekent dat dat hij moet weten hoe hij reageert in bepaalde situaties. Hij moet gaan nadenken over zijn gedrag, zijn gedachten en zijn gevoelens in sportsituaties. Orlick (1986) heeft een vragenlijst ontwikkeld die het bewustwordingsproces in gang zet.

Omcirkel het cijfer dat overeenkomt met je gevoel.

1. Denk terug aan je beste prestatie(s) ooit en beantwoord de volgende vragen terwijl je denkt aan die gebeurtenis(sen):

Hoe voelde je je vlak voor de wedstrijd:

Geen activatie (mentaal en lichamelijk leeg)	Veel activatie (mentaal en lichamelijk opgeladen)

0 1 2 3 4 5 6 7 8 9 10

Veel zorgen en erg bang	Zonder zorgen en niet bang

0 1 2 3 4 5 6 7 8 9 10

2. Wat zei je tegen jezelf of dacht je bij jezelf vlak voor het begin van de wedstrijd?

3. Waar richtte je je aandacht op tijdens de wedstrijd (waar was je je bewust van)?

4. Denk nu terug aan de slechtste prestatie(s) ooit en beantwoord de volgende vragen terwijl je denkt aan die gebeurtenis(sen):

Hoe voelde je je vlak voor de wedstrijd:

Geen activatie (mentaal en lichamelijk leeg)	Veel activatie (mentaal en lichamelijk opgeladen)

0 1 2 3 4 5 6 7 8 9 10

Veel zorgen en erg bang	Zonder zorgen en niet bang

0 1 2 3 4 5 6 7 8 9 10

5. Wat zei je tegen jezelf of dacht je bij jezelf vlak voor het begin van de wedstrijd?

6. Waar richtte je je aandacht op tijdens de wedstrijd (waar was je je bewust van)?

7. Wat waren de grootste verschillen tussen het denken en voelen vlak voor deze twee gebeurtenissen (beste en slechtste prestatie)?

8. Wat waren de grootste verschillen in het richten van je aandacht bij je beste en je slechtste prestatie?

9. Hoe zou je je willen voelen vlak voor een belangrijke wedstrijd?

Geen activatie (mentaal en lichamelijk leeg)	Veel activatie (mentaal en lichamelijk opgeladen)

0 1 2 3 4 5 6 7 8 9 10

10. Hoe zou je willen dat je aandacht gericht is tijdens een belangrijke wedstrijd?

11. Is er iets dat je zou willen veranderen aan de manier waarop je een wedstrijd beleeft?

12. Is er iets dat je veranderd zou willen zien aan de manier waarop je trainer/coach met je omgaat tijdens de trainingen en wedstrijden?

Een andere manier om de bewustwording in gang te zetten, is na de wedstrijd zo snel mogelijk een wedstrijdevaluatieformulier in te vullen.

Wedstrijdevaluatieformulier

Naam:
Datum:
Plaats:
Wedstrijd:
Resultaat:

1. Wat vond je van je prestatie in deze wedstrijd?

2. Had je voor de wedstrijd een resultaat/doel gesteld, zo ja, welk?

In hoeverre heb je het gestelde resultaat/doel gehaald?

Helemaal niet	Helemaal wel

0 1 2 3 4 5 6 7 8 9 10

3. Wat was je aandachtsdoel in deze wedstrijd (waar wilde je speciaal op letten tijdens deze wedstrijd)?

In hoeverre heb je dit aandachtsdoel gehaald?

Helemaal niet	Helemaal wel

0 1 2 3 4 5 6 7 8 9 10

4. Omcirkel je gevoelens bij deze wedstrijd:

Geen inzet om doel te halen	Veel inzet om doel te halen

0 1 2 3 4 5 6 7 8 9 10

Geen activatie (leeg)	Veel activatie (opgeladen)

0 1 2 3 4 5 6 7 8 9 10

Veel zorgen en angst	Geen zorgen en angst

0 1 2 3 4 5 6 7 8 9 10

Totaal machteloos	Totale controle

0 1 2 3 4 5 6 7 8 9 10

Mentaal gespannen	Mentaal kalm

0 1 2 3 4 5 6 7 8 9 10

Geen aandacht gericht op de taak	Volledige aandacht gericht op de taak

0 1 2 3 4 5 6 7 8 9 10

Helemaal niet tot de bodem gaan	Alles uit de kast halen

0 1 2 3 4 5 6 7 8 9 10

Geen vertrouwen in lichamelijke voorbereiding	Veel vertrouwen in lichamelijke voorbereiding

0 1 2 3 4 5 6 7 8 9 10

Geen vertrouwen in mentale voorbereiding	Veel vertrouwen in mentale voorbereiding

0 1 2 3 4 5 6 7 8 9 10

Geen vertrouwen in eigen kunnen	Veel vertrouwen in eigen kunnen

0 1 2 3 4 5 6 7 8 9 10

Laf gespeeld zonder risico's te nemen	Met lef gespeeld met risico's nemen

0 1 2 3 4 5 6 7 8 9 10

5. Volgde je een specifiek programma als wedstrijdvoorbereiding?

6. Wat zei je tegen jezelf (of dacht je bij jezelf) onmiddellijk voor het begin van de wedstrijd?

7. Was je in staat om je vooraf geplande wedstrijdtactiek uit te voeren?

8. Was je volledig in staat om alles uit de kast te halen, om alles te geven wat je had?

Ik heb geen grenzen verlegd	Ik heb grenzen verlegd

0 1 2 3 4 5 6 7 8 9 10

9. Wat zei je tegen jezelf om ervoor te zorgen dat je alles zou geven wat je had?

10. Bleef je aandacht tijdens de wedstrijd bij de wedstrijd of merkte je dat je afdwaalde?

Ik dwaalde af	Ik bleef bij de wedstrijd

0 1 2 3 4 5 6 7 8 9 10

11. Toen alles goed ging tijdens de wedstrijd waar lette je toen op?

12. Toen het wat minder ging waar lette je toen op?

13. Heb je jezelf uit een dal of dalletje moeten halen tijdens de wedstrijd? Lukte het om er weer helemaal bij te zijn? Heb je een bepaald woord gebruikt om je aandacht weer op de wedstrijd te richten?

14. Is er iets gebeurd, wat dan ook, voor of tijdens de wedstrijd dat een invloed heeft gehad op je prestatie, zowel positief als negatief?

15. Wil je iets veranderen of bijstellen voor de volgende wedstrijden? Zo ja, wat?

Motivatie

In de literatuur zijn er twee wijzen van benadering van het begrip motivatie. De traditionele benadering stelt dat mensen een karaktertrek hebben om iets te bereiken, te presteren. Die trek motiveert hen om prestaties te leveren. Hoewel veel onderzoek zich concentreert op de identificatie en de meting van die betreffende karaktertrek, is deze benadering er niet in geslaagd om de achtergronden van motivatie duidelijk te krijgen.

De tweede benadering richt zich direct op hoe motivatie werkt, welke gedachten mensen hebben in allerlei situaties (waaronder sportsituaties). De mens wordt hierbij gezien als een actief, informatieverwerkend wezen: zijn gedachten sturen hem. De gedachten, opvattingen die iemand heeft over de oorzaak van gebeurtenissen bepalen zijn gedrag. Deze cognitieve benadering wordt weerspiegeld in de attributietheorie. Een onderzoek naar attributies (toeschrijvingen) voor succes en falen is gedaan door Weiner, Frieze, Kukla, Reed, Rest en Rosenbaum (1971). Succes en falen worden voornamelijk toegeschreven aan vier factoren: bekwaamheid, inzet, taakmoeilijkheid en toeval (geluk of

	intern	**extern**
stabiel	bekwaamheid	taakmoeilijkheid
instabiel	inzet	toeval

Figuur 6.1 Het attributieschema volgens Weiner e.a. (1971).

pech). Van deze vier worden bekwaamheid en inzet gezien als intern, namelijk dat de sporter er controle over heeft. Taakmoeilijkheid en toeval spelen zich af buiten de persoon (extern). Bekwaamheid en taakmoeilijkheid veranderen niet in een korte tijd en zijn daarom stabiel. Inzet en toeval kunnen van moment tot moment veranderen en zijn daarom instabiel (fig. 6.1).

Als een sporter na een wedstrijd gevraagd wordt waarom hij gewonnen of verloren heeft, zal hij vaak één van deze vier factoren noemen. Het is belangrijk te weten dat sporters voornamelijk attributies maken op grond van het resultaat, het winnen of verliezen. De attributies die hij maakt, hebben een grote invloed op de motivatie. Schrijft hij succes bijvoorbeeld altijd toe aan toeval, dan geeft hij zichzelf niet veel reden om harder te trainen. Vindt hij zijn falen een gebrek aan inzet, dan zal hij juist wel harder gaan trainen. De manier waarop een sporter succes en falen toeschrijft, heeft dus ook gevolgen voor zijn zelfvertrouwen.

Roberts en Pascuzzi (1979) vonden vier factoren te weinig. Zij onderscheiden er elf. Naast de eerste vier zijn dat teamwork, training, uit of in vorm zijn, coaching, scheidsrechters, psychologische toeschrijvingen en een categorie 'overige'. Zij definiëren succes en falen als gemoedstoestanden. Het gaat er niet om waar een sporter winnen aan toeschrijft, maar waar hij succes aan toeschrijft. Succes is niet hetzelfde als winnen, en falen is niet hetzelfde als verliezen. Het gaat hierbij om de eigen waarneming van de sporter: waarom heeft hij gewonnen of verloren?

Beïnvloeden van de motivatie

Methoden om de motivatie te beïnvloeden zijn het maken van de juiste attributies en het gebruik van doelstellingen.

Het toeschrijven van succes of falen bepaalt voor een groot gedeelte de motivatie om ergens mee door te gaan. Het is aan te bevelen om sporters te stimuleren om interne attributies te maken, dat wil zeggen succes toe te schrijven aan bekwaamheid en inzet. Dit is het meest leerzaam en stimuleert de sporter om vaardigheden te gaan verbeteren. Wanneer verliezen wordt toegeschreven aan bekwaamheid is het raadzaam om in te grijpen, anders demotiveert dit de sporter.

Voor een goed begrip van wat een doelstelling precies is, moet er een onderscheid gemaakt worden tussen een motief, een doel en een doelstelling volgens Bakker, Groenendijk en Huijbers (1995). Motieven zijn de redenen waarom iemand een activiteit doet, waarom een sporter die sport beoefent. Doelen zijn een toespitsing van de redenen om die sport te beoefenen naar de reden voor het verrichten van de komende handeling. Een doelstelling is het voornemen hoe een sporter het doel gaat bereiken.

Doelstellingen hebben een enorme invloed op iemands functioneren. Het willen bereiken van het doel zorgt er onder andere voor dat de aandacht goed gericht is. Aangezien de rol van aandacht bij prestaties doorslaggevend is, is een juiste doelstelling dus van het allergrootste belang. Daarmee zullen de belangrijkste obstakels bij het bewerkstelligen van concentratie uit de weg worden geruimd. Een doelstelling moet voldoen aan de volgende principes:

1 *De uitdaging.*
Een voorbeeld uit het tafeltennis: proberen om per servicebeurt minstens drie van de vijf punten te maken. Hier tegenover staat dat iemand zichzelf een doel kan stellen, waarvan bijna zeker is dat hij het zonder grote inspanning zal bereiken. De kans is groot dat er een deel van de aandacht zal ontsnappen naar andere interesses en gebeurtenissen. De wedstrijd is dan zo zonder spanning en saai, dat de speler hierdoor niet geïnspireerd raakt.

2 *De haalbaarheid.*
Een voorbeeld van een onhaalbaar doel is het voornemen om van de wereldkampioen te willen winnen, terwijl je zelf een subtopper bent. Zo'n hooggegrepen doel betekent dat je je geen enkel foutje kan permitteren en dat je techniek perfect zal moeten zijn. De haalbaarheid van het doel dat een sporter zichzelf stelt, is een kwestie van *verwachtingen.* Wanneer die verwachtingen onvoldoende aansluiten bij de omstandigheden op dat moment, wordt het moeilijker voor een sporter zijn aandacht te richten en vast te houden. Al vlug zal de aandacht gericht worden op het controleren en be- of veroordelen van de bewegingen. Is de doelstelling echter gebaseerd op realistische verwachtingen, op de overtuiging dat de techniek, tactiek en conditie voldoende zijn, dan zal de aandacht gericht kunnen blijven op de waarneming van de meest relevante informatie.

3 *De verificatie.*
De verificatie van een doelstelling betekent dat het mogelijk moet zijn om de doelstelling te meten. 'Zo goed mogelijk spelen' is niet goed, omdat een sporter nooit kan concluderen dat die doelstelling bereikt is. Wel kan hij concluderen dat die doelstelling *niet* bereikt is. Doelstellingen dienen dus meetbaar te zijn.

4 *Het tijdsbereik.*
Bij een doel dat in een kort tijdsbestek gerealiseerd kan worden, blijkt de aandacht makkelijk gericht te kunnen worden. Dat gaat niet op voor de doelstelling 'winnen'. Bij een voorsprong op het eind van de wedstrijd, denkt een speler vaak aan winnen. Zijn aandacht is daardoor niet meer gericht op de relevante waarnemingen. Vaak geeft een speler op zo'n moment de wedstrijd uit handen. Voorbeeld: een sporter begint de wedstrijd erg gespannen en maakt veel fouten. Er komt een moment waarop het duidelijk is dat hij

niet meer kan winnen. Soms zie je dan een wonderbaarlijk herstel: hij speelt weer soepel en maakt punten. Wat is gebeurd? Zolang het doel nog ver weg ligt (bij 0-0 denken aan winnen), is er niets te zeggen over het bereiken van de doelstelling, behalve 'het is nog niet onmogelijk'. Het punt waarop de doelstelling wel onmogelijk is, wordt zo lang mogelijk uitgesteld. Komt dat punt ('ik kan niet meer winnen'), dan is het goed uitvoeren van de volgende beweging de nieuwe doelstelling. Het korte tijdsbereik van de komende beweging zorgt dan voor een ontspanning bij de uitvoering.

5 *Het proces.*
Het gaat hier om het verschil tussen het resultaat en de manier waarop dit resultaat gehaald wordt (het proces). Misschien is dit wel het belangrijkste principe, omdat hier vrijwel altijd tegen gezondigd wordt. Een doelstelling als winnen is namelijk niet alleen afhankelijk van de sporter zelf, maar ook van de tegenstander. De sporter heeft er dus geen controle over. Toch is het niet altijd even makkelijk om niet aan het resultaat te denken maar aan het proces. De maatschappelijke waarde die aan het resultaat gegeven wordt, is namelijk erg groot. Het verschil tussen winnen en verliezen is vaak erg klein, terwijl de verschillen in waardering erg groot zijn.

Naar aanleiding van de eerder genoemde principes kunnen effectieve doelstellingen worden geformuleerd. Met behulp van de volgende vragen kan worden bepaald of een doelstelling goed is of niet (Bakker, Groenendijk & Huijbers, 1995). Indien het antwoord op alle vragen 'ja' is, is er sprake van een goede doelstelling. De volgende vragen zijn van belang met betrekking tot:
- de uitdaging: inspireert dit doel me?;
- de haalbaarheid: bereik ik mijn doel met mijn normale techniek?;
- de verificatie: kan ik precies nagaan of ik mijn doel bereikt heb?;
- het tijdsbereik: ligt mijn doel in het heden?;
- het proces: hangt het bereiken van het doel alleen van mij af?

Goede doelstellingen richten de aandacht op de belangrijke informatie in de sport. Doelen bundelen de inspanningen van een ieder die een bijdrage levert aan het halen van de gestelde doelen.

Burton (1992) waarschuwt voor de negatieve kanten van doelstellingen. Fouten in het stellen van doelen hebben een grote negatieve invloed op het functioneren van sporters. De volgende fouten worden het meest gemaakt:
- te veel doelen stellen in te weinig tijd;
- het niet erkennen van individuele verschillen;
- te algemene doelen stellen;
- het niet aanpassen van doelen als blijkt dat ze te hoog of te laag zijn;

- het ontbreken van procesdoelen;
- het ontbreken van een sfeer waarin het stellen van doelen geaccepteerd wordt.

Het gebruik van doelstellingen op deze manier is verkeerd en werkt zeer demotiverend.

Orlick (1986) heeft een doelenvragenlijst samengesteld:

1. Wat is je droomdoel op lange termijn?
2. Wat is je droomdoel dit seizoen?
3. Wat is een realistisch doel dat je dit seizoen zou kunnen halen, rekening houdend met je huidige technische niveau, je mogelijkheden je te verbeteren en je motivatie?
4. Kun je een afspraak maken met jezelf dat je van deze ervaring met het stellen van doelen zult leren, ongeacht of je het gestelde doel haalt of niet?
5. Als je er niet in slaagt het gestelde doel te halen, in welke mate accepteer je jezelf dan als een mens die de moeite waard is?
6. Ben je in staat een doel te stellen dat te maken heeft met inzet? En kun je dan tevreden zijn met dat doel?
7. Stel een persoonlijk doel voor de training van morgen, schrijf een aspect op dat je morgen zou willen doen of willen bereiken en waar je speciaal op let.
8. Stel een persoonlijk doel voor iedere training die er dit seizoen gaat komen.
9. Wat denk je dat jij of anderen zouden kunnen doen om de teamgeest tussen de teamleden te verbeteren dit seizoen?

Gedrevenheid, doorzettingsvermogen en plezier

Deze termen zijn ook bekend onder de noemer intrinsieke motivatie. Intrinsieke motivatie verwijst naar de redenen op zich om aan iets deel te nemen. Het gaat dan zuiver om de activiteit of de sport zelf. Winnen is per definitie extrinsiek, dat wil zeggen dat de redenen om aan iets deel te nemen van buiten de persoon afkomstig zijn. Extrinsieke motivatie komt vaak voor, en zeker in de sport, in de vorm van beloningen.

Beloningen kunnen een grote afleiding vormen. Onderzoek van Deci (1971) heeft benadrukt voorzichtig om te gaan met het geven van beloningen. Hij toonde aan dat externe beloningen de intrinsieke motivatie verminderen. Sporters die te veel beloningen krijgen in de vorm van kleding, schoenen, bekers, geld en dergelijke, kunnen sport gaan zien als werk. Je krijgt er dan altijd iets voor. De kans bestaat dan dat de sport niet meer wordt beoefend om de sport op zich, maar om de beloning. Het plezier in de sport vermindert. Het is belangrijk om een sporter de voldoening te laten ervaren van het presteren op zich, van de eer.

Onderzoek naar intrinsieke motivatie wordt traditioneel op de volgende manier uitgevoerd. Drie groepen van bijvoorbeeld twintig personen worden in een ruimte bijeengebracht met een groot aantal verschillende sportmogelijkheden en spelletjes. Bij het kiezen van een bepaalde activiteit krijgt de eerste groep een aangekondigde beloning. De tweede groep krijgt onaangekondigd een beloning bij het kiezen van diezelfde activiteit. De derde groep krijgt geen beloning. Na een bepaalde tijd, variërend van een aantal dagen tot een paar weken, worden dezelfde 60 personen gevraagd om dezelfde ruimte te betreden. Aangenomen wordt dat personen die weer naar dezelfde activiteit teruggaan, intrinsiek gemotiveerd zijn met betrekking tot die activiteit. Het blijkt namelijk dat van de twintig mensen die de eerste keer een aangekondigde beloning kregen, er nu veel minder naar diezelfde activiteit gaan.

Dit fenomeen kan op een aantal manieren worden verklaard. Een daarvan is dat een verwachte externe beloning bij een leuke activiteit alleen maar een afleiding is. Reiss en Suskinsky (1976) noemen dit de *competing-response*. De afleiding zal de deelname en de prestatie doen verminderen in de aangekondigde/verwachte beloningssituatie. Een tweede verklaring is de *overjustification-hypothese* van Lepper, Green en Nisbett (1973). Als de externe beloning als psychologisch overbodig wordt gezien, ervaart de persoon dat het gedrag gemotiveerd is door de externe beloning in plaats van intrinsieke interesse. Een derde verklaring is de *cognitive evaluation theory* van Deci (1975), die stelt dat mensen hun leven zelf willen bepalen en onder controle willen hebben. Daarom evalueren ze de betekenis van beloningen. Als de interpretatie van de beloningen zo is dat het gedrag onder controle wordt gehouden (bijv. een moeder maant haar kind door te gaan met pianospelen zodat het later een ijsje krijgt), ondermijnt de beloning de interesse in de activiteit. Als de beloning wordt uitgelegd als informatie over hoe bekwaam of kundig iemand is, zal de beloning voor meer intrinsieke motivatie zorgen.

Deze drie verklaringen hebben een directe invloed op het doorzettingsvermogen en het plezier in de sport. Grootheden in de sport als tennisser Boris Becker en basketballer Michael Jordan geven aan dat plezier in de sport het belangrijkste is dat ze aan de gang houdt. De beloningen die zij ontvangen voor hun prestaties, interpreteren zij dus op een goede manier.

Als een sporter goed gemotiveerd is en goede doelen heeft gesteld, kan hij beginnen met het leren omgaan met afleidingen. Hoofdstuk 7 gaat over de technieken daarvoor, die te vatten zijn in de term *mentale training*.

7
Technieken om met afleidingen om te gaan

Mentale training bestaat uit vaardigheidstraining en zelfcontroletraining. Vaardigheidstraining is onder te verdelen in psychomotorische en cognitieve training; zelfcontroletraining is te splitsen in motivatie- en psychoregulatietraining (fig. 7.1).

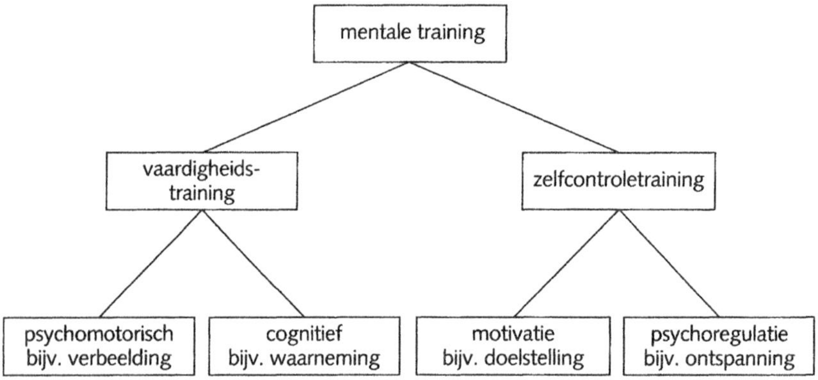

Figuur 7.1 Overzicht van de onderdelen van de mentale training (Nitsch, 1985).

Training van ontspanning, verbeelding en gedachtecontrole (de voorbeelden uit het figuur) zijn de technieken die het meest gebruikt worden om met afleidingen om te gaan.

Ontspanning

Ontspanning heeft een drieledig doel. Ten eerste zal iemand zich daardoor in het algemeen meer ontspannen voelen; ten tweede kun je er beter door ontspannen onder druk en ten slotte is ontspanning een voorwaarde om goed te kunnen verbeelden. Ontspanning wordt gebruikt in allerlei behandelingen en is er in vele vormen. Er is yoga, tai-ji, autogene training, progressieve relaxatie, zen, transcendente meditatie, hypnose en nog veel meer. Ook in de mentale training in de sport worden veel verschillende manieren gebruikt. Slaat een techniek goed aan bij een sporter, dan is het verantwoord deze aan te reiken. Er zijn echter ook nadelen aan enkele ontspanningstechnieken. Waar het in de sport om draait, is om afleidingen zo min mogelijk de prestaties te laten beïnvloeden. Sommige ontspanningstechnieken gaan echter heel ver, en proberen een dieper kosmisch bewustzijn aan te spreken, zoals zen. Voor sportbeoefening kan dat verder gaan dan nodig is.

Uit eigen ervaring weet ik dat het gebruik van *progressieve relaxatie* goed aanslaat bij sporters. Deze techniek is ontwikkeld door Jacobson (1938) en behelst het aan- en ontspannen van spiergroepen, met als doel het verschil voelen tussen spanning en ontspanning in de spieren. Hiermee kan een sporter zich bewust worden van het spanningsniveau in zijn spieren. Te veel spanning kan namelijk een goede uitvoering van bewegingen hinderen. Progressieve relaxatie slaat zo goed aan omdat het direct te maken heeft met de spieren. Sporters zijn daar bijna iedere dag mee bezig: opwarmen, gebruiken voor de sport, cooling-down en stretchen. Daarnaast leren ze dan ook om de spieren te ontspannen. Voor een wedstrijd is het van belang dat een sporter de juiste spanning heeft, niet te veel en niet te weinig. Soms denken sporters dat ze door een ontspanningstraining in de wedstrijd als een zoutzak zullen functioneren. Het tegendeel is waar: een ontspanningstraining zorgt ervoor dat de sporter alert ontspannen met de wedstrijd bezig is.

Ontspanningsoefening

Zoek eerst een rustige omgeving (bed of gemakkelijke stoel) om je te oefenen in ontspanning. Als dat lukt, zoek je langzamerhand situaties op die meer en meer afleiden (trein, bus, kantine, enz.). Leer in deze situaties de ontspanning ook goed uit te voeren.

Concentreer je eerst op het lichaamsdeel dat je aan gaat spannen. Voer de aan- en ontspanning van de betreffende spiergroep vervolgens uit. Houd de aanspanning ongeveer 5 seconden vast, en pauzeer na de ontspanning 10 tot 15 seconden waarbij je let op het verschil tussen de aanspanning en de ontspanning. Ga voor je begint rustig zitten of liggen en haal drie keer diep adem. Blijf tijdens de oefening diep en rustig doorademen door middel van buikademhaling (vooral tijdens het aanspannen van de spieren). Oefen het rijtje vaak, zodat je het zo snel mogelijk met je ogen dicht kunt doen. De oefeningen voor de ledematen worden zowel rechts als links uitgevoerd.

Volgorde:

- Armen
  - rug van de hand omhoog
  - vingers naar binnen
  - met een vuist naar je schouder (biceps)
  - armen horizontaal vooruit strekken
- Benen
  - bovenbeen
  - tenen naar je gezicht toe trekken
  - tenen van je afduwen
  - billen
- Romp
  - rug, door holle rug te maken
  - buik

- maagstreek
- borstkas, door een diepe ademhaling die je snel en krachtig uitblaast
- schouders, door je schouderbladen aan de achterkant naar elkaar toe te bewegen

– Nek
- nek, door je schouders op te trekken tot je oren
- nek, door met je armen zover mogelijk richting je tenen te gaan
- nek, door je kin op de borst te leggen
- nek, door je hoofd naar links en rechts te draaien

– Gezicht
- voorhoofd, door wenkbrauwen op te trekken
- voorhoofd, door wenkbrauwen te fronsen
- kaken, door kiezen op elkaar te klemmen
- tong, door deze tegen gehemelte te duwen
- hele gezicht, door te glimlachen of een grimas te maken

Verbeelding

Verbeelding is meer dan visualiseren. Visualiseren is alleen dingen zien met het 'geestesoog'. Verbeelden houdt in het zien, het horen, het ruiken, het voelen van de spieren en het ervaren van emoties door het maken van voorstellingen in je hoofd. Het is het herhalen van bewegingen of acties door eraan te denken. Het gebruik van verbeelding komt in het dagelijks leven vaak voor. Mensen verbeelden zich situaties, dingen die ze moeten zeggen, enzovoort. Hierbij kan gedacht worden aan sollicitatiegesprekken en autorijexamens.

Bij verbeelding zijn twee kenmerken erg belangrijk, namelijk duidelijkheid en controleerbaarheid van de beelden. Hieronder volgen enkele oefeningen die daarop betrekking hebben. Oefening 1 heeft te maken met het oefenen van de duidelijkheid van de beelden. Oefening 2 gaat over de controleerbaarheid. Als iemand dit goed beheerst, kunnen wedstrijdsituaties verbeeld worden. Oefening 3 ten slotte heeft te maken met het gevoel van de spieren en het ervaren van emoties.

Oefening 1
Pak een voorwerp in je handen
'richt je aandacht op ieder detail van het voorwerp, de vorm en de kleur'
Sluit je ogen
'je ziet het voorwerp met alle details, de vorm en de kleur'
Open je ogen
'vergelijk jouw beeld met het echte voorwerp'
Sluit je ogen
'je ziet het voorwerp met alle details, de vorm en de kleur'
Open je ogen

Oefening 2
Sluit je ogen
'je ziet de voorkant van je huis, met alle details, de vorm en de kleur'
'maak het huis twee keer zo groot'
'maak het huis, via normale grootte, twee keer zo klein'
'maak het huis weer van normale grootte'
Open je ogen

Oefening 3
Sluit je ogen
'je zit in een auto achter het stuur'
'je voelt je handen op het stuur en je voeten op de pedalen'
'je moet ergens op tijd zijn en je komt in een file terecht'
'voel nu hoe je je normaal gesproken voelt in een file'
Open je ogen

Orlick (1986) heeft een verbeeldingsvragenlijst samengesteld.

Omcirkel het cijfer dat overeenkomt met je gevoel.

1. Toen je je voorbereidde op je beste prestatie ooit, heb je toen verbeelding gebruikt?

Niets	Heel veel

0 1 2 3 4 5 6 7 8 9 10

2. Hoeveel keer 'zag' of 'voelde' je jezelf in beeld tijdens de beoefening van je sport?

3. Als je verbeelding gebruikt, wat zie je of voel je dan?

4. Als je verbeelding gebruikt met 'zien', zie je jezelf dan alsof je naar een video kijkt, of kijk je door je eigen ogen?

Video	Eigen ogen

0 1 2 3 4 5 6 7 8 9 10

5. Hoe duidelijk zijn je beelden?

Heel onduidelijk	Kristalhelder

0 1 2 3 4 5 6 7 8 9 10

6. Hoe sterk zijn je gevoelens of gewaarwordingen die horen bij je beelden?

Geen gevoel	Sterke gevoelens

0 1 2 3 4 5 6 7 8 9 10

7. Als je probeert om jezelf voor te stellen dat je iets aan het doen bent, of iets voelt, is het dan makkelijk of moeilijk voor jou om controle te hebben over dat 'gevoel' of dat beeld?

Heel moeilijk	Heel makkelijk

0 1 2 3 4 5 6 7 8 9 10

8. Opmerkingen:

Gedachtecontrole

Gedachtecontrole is een belangrijke component van de mentale training. Een sporter kan zich namelijk lichamelijk prima voelen, ontspannen zijn en de juiste beelden hebben, maar één 'verkeerde' gedachte, één gedachte die afleidt van de taak, kan funest zijn. Het prettige gevoel is weg, en wordt vervangen door spanning en zorgen maken. Gedachten en gevoelens zijn erg belangrijk voor prestaties. Daarom is gedachteverandering ook belangrijk.

Gedachten en gevoelens uiten zich vaak door self-talk (zelfspraak). Sporters praten dan tegen zichzelf of hebben gedachten over de omgeving of over zichzelf. Zelfspraak wordt gebruikt om angst, aandachtsgerichtheid, motivatie, agressie en dergelijke aan te passen en te veranderen. Bij het gebruik van zelfspraak zijn de volgende zaken van belang:

- zelfspraak om irrationele gedachten te veranderen, dient te maken te hebben met algemene observaties: 'ik wil altijd mijn best doen, maar ik hoef niet te eisen dat ik perfect ben';
- zelfspraak om agressie onder controle te houden, betekent het juist plaatsen van de gevoelens van agressie: 'ik moet niet denken aan het verwonden van een ander of hem pijn te doen, maar ik kan beter mijn best doen als ik boos ben op iemand';
- zelfspraak in combinatie met verbeelding kan goed gebruikt worden voor het aanleren en verfijnen van technieken in een sport;
- zelfspraak om de aandachtsgerichtheid te verbeteren wordt waarschijnlijk het meest gebruikt en is erg belangrijk.

Aandachtsgerichtheid

Sporters gebruiken over het algemeen twee manieren om hun aandachtsgerichtheid te verbeteren. De eerste is om door zelfspraak afleidingen uit de omgeving te negeren, zoals toeschouwers en pers. De tweede manier is om door zelfspraak de aandacht te richten op de waarnemingen met relevante informatie binnen de sport. Voorbeeld: een turnster heeft problemen met de concentratie voor de oefeningen, voornamelijk na een aantal goede prestaties in wedstrijden. Het blijkt dat de scores van haar teamgenoten haar afleiden. Vallen de punten van de anderen tegen, dan moet zij extra haar best doen om de totaalscore op te halen. Daarbij zijn haar eigen scores in het begin hoog, waardoor ze ook haar verwachtingen over haar totaalscore hoger stelt. Naarmate er meer toestellen aan de beurt komen, wordt de aandachtsgerichtheid minder effectief. Ze is bezig met het voldoen aan haar eigen hoge verwachtingen en het ophalen van de lage scores van haar teamgenoten. Hierdoor verschuift de aandacht van het uitvoeren van de oefening zelf naar de toekomst waarin een puntentotaal gehaald dient te worden. Hierdoor verloopt die uitvoering minder effectief.

Om dit te veranderen kunnen verbeeldings- en gedachtecontroletechnieken worden gebruikt. De turnster kan gestimuleerd worden om haar zelfspraak te veranderen. In plaats van 'ik moet de totaalscore ophalen' wordt de gedachte 'ik vergeet de anderen en richt me op mijn eigen oefeningen' of 'ik kan niet het hele team op mijn schouders dragen, als ik dat wel doe, is dat slecht voor mijn eigen prestatie'. Het gebruik van verbeelding dient betrekking te hebben op het omgaan met afleidingen. Ze kan zich bijvoorbeeld voorstellen dat het toestel onder een glazen stolp staat. Zij is daar alleen met het toestel en laat zien dat ze de oefeningen beheerst. Ze wordt dan niet afgeleid door geluiden of zelfs de jury. Enkele andere suggesties om de turnster positief en reëel de wedstrijd te laten benaderen zijn: 'ik heb goed getraind, ik weet wat ik kan' of 'ik heb alleen beelden van perfecte en prachtige oefeningen en bewegingen in mijn hoofd'.

Gedachteverandering gebeurt niet zomaar. Dit wordt gedaan aan de hand van het 4g-schema (Ellis, 1962). Het 4g-schema verwijst naar gebeurtenis, gedachten, gevoelens en gedrag. De grondgedachte is dat het niet de gebeurtenissen zelf zijn die mensen uit hun evenwicht halen, maar de manier waarop mensen ze zien of ervaren.

4g-schema

Gebeurtenis	Fotocontrole
–	–
–	–
–	–
Gedachten	Nieuwe gedachten
–	–
–	–
–	–
Gevoelens	Nieuwe gevoelens
–	–
–	–
–	–
Gedrag	Nieuw gedrag
–	–
–	–
–	–

In een gebeurtenis wordt nagegaan hoe een sporter zich voelt. Het uitgangspunt is dat de gebeurtenis op zich geen druk of andere gevoelens kan veroorzaken, de gedachten die iemand heeft, wel. In de laatste minuut een strafschop moeten nemen die beslist over winst en verlies, kan op zich geen druk veroorzaken. De gedachte 'o jee, als ik maar niet mis' wel. Sporters hebben veel gedachten die ze eigenlijk niet zouden willen hebben. Over die gedachten is een aantal vragen te stellen (Ellis, 1962):

- is de gedachte waar, is de gedachte gebaseerd op feiten?;
- helpt de gedachte te bereiken wat je bereiken wil?;
- helpt de gedachte je te voelen zoals je je wil voelen?;
- helpt de gedachte om conflicten met je omgeving te vermijden of te voorkomen?

In de trainingspraktijk worden deze vragen samengevoegd tot 'heb je er iets aan om dat te denken, ga je daardoor beter sporten?' Als het antwoord hierop 'nee' is, dient de gedachte te worden veranderd. Als deze techniek goed wordt toegepast, is het resultaat dat de sporter zijn aandacht kan sturen. Door middel van zelfspraak richt hij zijn aandacht op de relevante waarnemingen in zijn sport. Een voorbeeld, gebaseerd op het 4g-schema:

Gebeurtenis	Fotocontrole
– *het nemen van een strafschop*	– *oké*
Gedachten	Nieuwe gedachten
– *als ik maar niet mis (1,2,4)*	– *ik raak de bal goed*
– *wat zullen ze van me denken (2,3,4)*	– *ik schiet in die hoek*
– *de keeper houdt 'm toch (4,5)*	– *ik ben rustig en scherp*
– *ik moet scoren (3)*	– *ik durf te scoren*
Gevoelens	Nieuwe gevoelens
– *1. twijfel*	– *zeker*
– *2. angst*	– *zelfvertrouwen*
– *3. druk*	– *sterk*
– *4. onzeker*	– *ontspannen en rustig*
– *5. machteloos*	– *lef en controle*
Gedrag	Nieuw gedrag
– *verkramping*	– *soepel, goede techniek*
– *verkeerde beslissing nemen*	– *goede beslissing nemen*
– *vluchtgedrag (op 'safe' spelen)*	– *risico nemen*

Nadere uitleg bij dit 4g-schema

In het schema is de volgorde van boven naar beneden.

Een *gebeurtenis* op zich geeft geen gevoelens van angst en dergelijke. Maar een sporter die in een bepaalde situatie (gebeurtenis) verkeert, denkt tijdens deze gebeurtenis aan iets. Deze *gedachten* worden gekoppeld aan *gevoelens* (zie de cijfers). Het resultaat van de gevoelens is het *gedrag* dat door iedereen te zien is. Als je het gedrag wilt veranderen, zul je je gedachten moeten veranderen. Het rechter rijtje geeft dit aan.

8
Het werkt

In de praktijk blijkt dat mentale training werkt. Niet alleen geven sporters het zelf aan, maar bij bijna iedereen is het terug te zien in de prestaties. In 1995 is er een evaluatie gehouden onder de sporters die in vijf jaar praktijkvoering mentale training hebben gevolgd (Schuijers & Wouters, 1995). Zestig sporters werden aangeschreven, 48 van hen stuurden de vragenlijst terug. Belangrijke vraag was het noemen van verschillen bij het sporten voor en na mentale training. Veertig van de 48 sporters gaven aan na mentale training geconcentreerder te zijn, betere resultaten te behalen, bewuster te zijn gaan trainen en voorbereiden, zelfverzekerder te zijn, minder of geen last te hebben van faalangst of nervositeit en meer plezier aan hun sport te beleven. Ook internationaal zijn er veel voorbeelden van topsporters die een groot gedeelte van hun succes toeschrijven aan de mentale training.

In enkele gevallen verbaast het mij dat mentale training heeft gewerkt. Neem dit voorbeeld van een handboogsportster, die een afspraak maakt voor een uur mentale training. Het weekend daarna verbetert ze haar persoonlijke record dat al een paar jaar stond. Op mijn vraag hoe dat kan, antwoordt zij: 'door met jou een afspraak te maken, besloot ik een einde te maken aan vijf jaar van weinig zelfvertrouwen en ellende. Door bij jou binnen te stappen, veranderde er iets bij mij.' Dit voorbeeld geeft aan dat er niet per se mentale training in de vorm van technieken nodig is om gedragsverandering te bewerkstelligen. Blijkbaar spelen de instelling en de ideeën van de sporter een grote rol in de effectiviteit van de mentale training.

Voor een verandering door mentale training zijn dus niet altijd alleen de technieken van belang; er zijn ook andere factoren die daar invloed op kunnen hebben. Frank (1974) noemt de factoren die de effectiviteit van de psychotherapie kunnen beïnvloeden. Dezelfde processen die je ziet tussen psychotherapeuten en cliënten, vinden ook plaats bij mentale trainers en sporters.

- *De relatie tussen de mentale trainer en de sporter.* Die relatie wordt gekenmerkt door het vertrouwen dat de sporter heeft in de competentie van de sportpsycholoog én in zijn wil om te helpen. De sporter moet het gevoel krijgen dat hij echt geaccepteerd wordt, hoe vreemd of wanhopig hij ook mag zijn. Het vertrouwen van de sporter wordt voornamelijk gevoed door de sportpsycholoog zelf. Hij moet de juiste kleding dragen, het juiste taalgebruik hebben en aansluiten bij zijn belevingswereld.

- *Plaats van handeling.* Meestal is dat de praktijk van de sportpsycholoog. Deze plaats is op twee manieren belangrijk: de praktijk zorgt voor een verwachting van geholpen worden, en is een tijdelijk toevluchtsoord voor de ellende van alledag, waar de sporter zijn emoties mag laten gaan. Deze twee kenmerken zijn belangrijk voor de effectiviteit van de mentale training. Een mentale training die steeds op een andere plek (een andere sporthal of hotel) plaatsvindt, zal alleen daardoor al aan effectiviteit verliezen.
- *Gedachtegang.* De relatie tussen beide partijen heeft een bepaalde gedachtegang als uitgangspunt. Dat wil zeggen dat de sportpsycholoog een naam kan geven aan datgene waar de sporter mee zit, waardoor deze het probleem kan plaatsen. Zodra het die plaats heeft gekregen, is de eerste stap naar verbetering gezet.
- *De methoden en technieken.* De sportpsycholoog gebruikt methoden en technieken in de mentale training. Deze technieken zijn in eerste instantie bedoeld om de competentie van de mentale trainer te demonstreren, hetgeen weer het vertrouwen van de sporter vergroot.

Zoals uitgelegd leiden zowel de gebruikte technieken in de sportpsychologie als allerlei andere factoren tot de gewenste gedragsverandering. Ik stel daarom een nieuwe theorie voor: één die te maken heeft met het effect van mentale training. Mentale training bestaat uit de vier eerder genoemde factoren, waarbij de methoden en technieken bestaan uit bewustwording, doelstellingen maken, ademhaling en ontspanning, verbeelding en gedachtecontrole. Na het uiteenzetten van de theorie, leg ik een link met de bewegingstheorieën van Mulder (1993) en Nitsch (1991) en met enkele aandachtstheorieën.

Theorie over het effect van mentale training

Mentale training heeft een invloed op de cognitieve structuur (het denken) en de emotionele toestand (het voelen) van een sporter. Met andere woorden: het heeft invloed op de manier waarop hij over bepaalde zaken rondom de sportbeoefening denkt en wat hij daarbij voelt. Voor de verandering van de cognitieve structuur is niet altijd een sportpsycholoog of mentale trainer nodig. Vooral mensen die veel dichter bij een sporter staan (familie, vrienden), kunnen een positieve invloed hebben op zijn gedachten over zijn sport en zijn prestaties.

Hoe het ook gebeurt, het gaat er in ieder geval om dat de cognitieve structuur, het denkpatroon, van een sporter verandert. Dat heeft mijns inziens niet zozeer een positieve invloed op de sportbewegingen, maar juist een negatieve invloed op de afleidende processen die het juiste doen op het juiste moment verhinderen. Voorbeeld: een voetballer beheerst het nemen van strafschoppen. In een aantal wedstrijden mist hij echter. Hij voert de beweging niet goed uit, en door spanning en druk schiet hij mis. Na verandering van zijn cognitieve structuur zal hij niet zozeer de beweging beter uitvoeren, maar wordt de negatieve invloed van afleidende processen als spanning en druk minder. Als dat gebeurt, schiet hij weer raak.

Deze theorie heeft een aantal implicaties:

- de tijdsduur van mentale training zegt niets over het effect ervan. Vindt de gedachteverandering al in het eerste uur plaats, dan is het effect al daar.
- het is nuttig om alle afleidingen in beeld te brengen. Door verbeelding worden de bewegingen niet beter, maar is de negatieve invloed van afleidingen minder.
- de bewegingspatronen die een sporter zich eigen maakt zijn erg kwetsbaar, zelfs na eindeloos trainen. Het slaan van dubbele fouten en het missen van strafschoppen kan niet verklaard worden als de bewegingen als vaste schema's worden beschouwd. Daarom volg ik wat betreft het leren en uitvoeren van bewegingen de theorie van Mulder (1993).
- aandacht speelt een zeer belangrijke rol in de mentale training, zowel voor het openstaan van de sporters als voor het uitvoeren van effectieve technieken en bewegingen in de sport.

Mijn theorie over het effect van mentale training dient verder te worden uitgediept en getest, maar als ik haar combineer met de theorie

mentale training	**bewegingen**
bewustwording	kennis, geheugen
doelstellingen	intentie (doel)
ademhaling/ontspanning	activatie (weinig/veel)
verbeelding: - technieken - wedstrijdsituaties	programmaregel (parameters) stimulusherkenning
gedachtecontrole (cognitieve structuur verandert)	kennis, geheugen, interpretatie
aandachtssturing	aandacht

Figuur 8.1 De onderdelen van de mentale training en van de theorie van Mulder (1993) naast elkaar gezet.

van Mulder (1993) over bewegen, dan kan een aantal observaties uit de sportpraktijk goed verklaard worden. Als de twee modellen naast elkaar worden gelegd, dan blijkt dat de onderdelen goed bij elkaar passen (fig. 8.1).

De praktijk van de sporter

Een sporter traint veel. Een topsporter traint tussen de vijf en twintig uur per week, desgevraagd wil hij nog wel meer doen. Er worden voornamelijk technieken en tactieken geoefend en er wordt aan de conditie gewerkt.

Bij het trainen van technieken leert het menselijk organisme de verhouding tussen de kracht, snelheid en richting van de bewegingen die nodig zijn voor de betreffende sport. Na 10 000 keer oefenen in het nemen van vrije worpen bij basketbal, weet je als sporter wel ongeveer hoe dat voelt. Volgens Mulder (1993) wordt de programmaregel aangepast iedere keer dat je de beweging uitvoert. Die programmaregel (bijv. het gooien van een basketbal richting ring) wordt constant van buitenaf (licht, vloer, publiek) en van binnenuit (geheugen, aandacht, emoties) gestuurd. Dit kan verklaren waarom onder druk vrije worpen of strafschoppen worden gemist. De programmaregel is duidelijk en goed geleerd, maar toch afhankelijk van andere processen. Het terugdenken aan eerdere strafschoppen of het voelen van angst hebben direct gevolg voor het uitvoeren van die beweging, evenals omstandigheden buiten de sporter om. Een programmaregel is meestal namelijk op één manier getraind, altijd in dezelfde zaal met hetzelfde licht en dezelfde verhoudingen tussen vloer, muren en plafond. Veranderen die omstandigheden, wat meestal het geval is bij uitwedstrijden, dan kan de programmaregel niet goed uitgevoerd worden en verloopt de beweging slecht. Op een training oefen je een programmaregel waarvan kracht, richting en snelheid steeds opnieuw gevoeld worden. Die programmaregel moet zo flexibel mogelijk zijn om er in allerlei verschillende situaties mee om te kunnen gaan. Je kunt die flexibiliteit bevorderen door meer variatie in de trainingen, door trainingen op wedstrijden te laten lijken en door er constante en correcte feedback te laten zijn.

In deze paragraaf over training is het nodig om iets over leren te zeggen. Tot nu toe is de gangbare definitie van leren 'een relatief stabiele verandering van gedrag als gevolg van oefening'. Dit leidt al snel tot een cirkelredenatie, omdat het oefenen zelf ook leren is. Mulder (1993) stelt een andere definitie voor: 'uiterlijk gevolg van het feit dat het centraal zenuwstelsel een dynamisch systeem is, dat in staat is om zintuiglijke informatie op te slaan en te verwerken op zo'n manier dat de activiteit van dat moment aangepast wordt en dat gedrag veranderd wordt.' Dat wil zeggen dat een sporter niet alleen de bewegingen leert als hij ze traint, maar dat er ook andere zintuiglijke informatie opgeslagen wordt, zoals licht en geluid. Dit betekent bovendien dat er ook tijdens een wedstrijd geleerd wordt, en dat een wedstrijd niet alleen een podium is om het geleerde te laten zien.

Bij alledaagse bewegingen spelen motorische, zintuiglijke en cognitieve processen altijd een rol, dus ook bij bewegingen in de sport. De verhouding tussen de drie processen is goed duidelijk te maken aan de hand van de ontwikkeling van de jonge sporter. Een beginner zal eerst al zijn aandacht (een cognitief proces) nodig hebben om enigszins controle te krijgen over de beweging of het voorwerp. Na verloop van tijd en veel training is er steeds minder aandacht nodig om de bewegingen goed uit te voeren; de beweging is meer automatisch geworden. De definitie van een automatische beweging is dan ook een beweging die weinig cognitieve controle vereist. In de traditionele sporttraining wordt er geoefend en geoefend om zulke automatismen te bereiken. Het blijkt echter dat ze erg kwetsbaar zijn, en dus soms niet goed uitgevoerd worden. Zo'n situatie is zeer herkenbaar voor trainers en coaches en kan soms tot wanhoop leiden. Het is dan ook aan te bevelen om, ook bij jonge sporters, de trainingsomstandigheden zoveel mogelijk af te wisselen. Op die manier raakt het automatisme beter bestand tegen moeilijke omstandigheden (Schuijers, 1992).

Wedstrijdprocessen

Trainen doe je om in wedstrijden te kunnen laten zien wat je kunt. Je traint om je te meten met een ander. Dit meten gebeurt tussen individuen, tussen clubs en tussen landen. Wedstrijden hebben een aantal kenmerken. Eberspächer (1990) noemt twee belangrijke: er is altijd een verwachting bij een wedstrijd en er is sprake van eenmaligheid van bewegingen en kansen. Dit maakt wedstrijden anders dan de trainingen. Bovendien spelen emoties zelden een grote rol in de trainingen; gaat er iets fout, dan doe je het gewoon opnieuw. Maar emoties en gemiste of benutte kansen zijn nu net de zaken die wedstrijden zo leuk maken.

Er zijn vier processen die in wedstrijden belangrijk zijn, namelijk kennis, geheugen, intentie en activatie. Ik zal dat aan de hand van voorbeelden uit de praktijk aangeven:

1 *Kennis.*
Kennis speelt bijvoorbeeld een rol bij de loting. Door je kennis over de sterkte van een tegenstander, heb je onmiddellijk een verwachting over winnen of verliezen. Daarnaast heeft kennis ook te maken

met de eisen die gesteld worden voor kwalificatie of selectie. Is de invloed van deze kennis te groot, dan hindert dat het goed uitvoeren van de bewegingen.

2 *Geheugen.*
Iedere beweging wordt opnieuw in het geheugen opgeslagen. Neem bijvoorbeeld het gooien van vrije worpen bij basketbal. Na het missen van de eerste is de gedachte dan meestal 'als ik de volgende ook maar niet mis'. Vóór en tijdens het uitvoeren van bewegingen worden uit het geheugen eerdere, zowel positieve als negatieve, ervaringen opgehaald.

3 *Intentie.*
De intentie, het halen van een doel, speelt natuurlijk een grote rol. Nitsch (1991) stelt dat alle gedrag intentioneel georganiseerd is. Het geformuleerde doel van de bewegingen bepaalt voor een groot gedeelte de uitvoering ervan. Dit verklaart het verschil tussen hele belangrijke wedstrijden en die waar er niet zo veel op het spel staat. Het doel is anders, dus zijn de bewegingen en de prestaties anders. De intentie bepaalt welke stimuli geselecteerd worden. Dit komt overeen met het idee van Bakker, Groenendijk en Huijbers (1995) dat doelstellingen zorgen voor een juiste aandachtsgerichtheid.

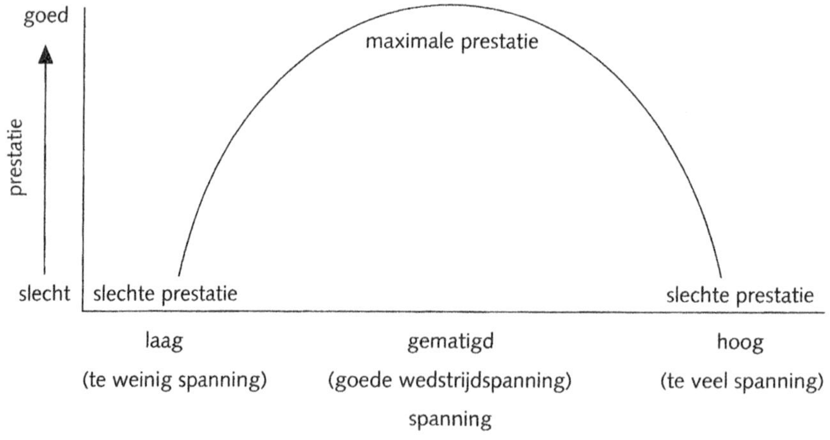

Figuur 8.2 De relatie tussen spanning en prestatie in de vorm van een omgekeerde U (Yerkes & Dodson, 1908).

4 *Activatie.*
In wedstrijden is vaak sprake van stress of te veel wedstrijdspanning. Om optimale prestaties te leveren, moet het activatieniveau goed te zijn; er mag dus niet te veel of te weinig spanning zijn. Nitsch (1991) geeft aan dat zowel saaie als stresssituaties een negatieve invloed hebben op het waarnemen van tijd, de timing. Dit

verklaart waarom sporters onder druk zich gaan haasten, zodat het waarnemen van tijd, ruimte en het eigen lichaam niet zuiver meer verloopt. Het is ook de reden waarom sporters die veel beter zijn dan de tegenstander, slecht gaan presteren.

Voor het spanningsniveau wordt meestal gebruik gemaakt van de theorie van Yerkes en Dodson (1908), de zogenaamde omgekeerde-U-theorie. Deze theorie neemt aan dat spanning varieert van diepe slaap tot extreem alert wakker. De theorie stelt dat bij een toename van de spanning de prestatie stijgt tot een optimaal punt. Als daarna de spanning nog meer toeneemt dan neemt de prestatie af (fig. 8.2).

Verandering van intensiteit

Bij goed getrainde sporters is het niet juist om te stellen dat verkeerde bewegingen of slechte prestaties te maken hebben met de bewegingen die zo vaak zijn geoefend. Als het fout gaat met een sporter, is het niet omdat hij de bewegingen niet meer kent. Andere processen hebben juist een negatieve invloed, bijvoorbeeld de processen kennis, geheugen, intentie en activatie. Daarnaast kunnen de omstandigheden buiten voor moeilijkheden zorgen. Met mentale training kan die negatieve invloed minder worden. Dit is een verandering van intensiteit. Het is niet zo dat één van de processen verdwijnt, maar de invloed van de vier processen op het plannen en uitvoeren van de bewegingen, neemt af. Je kunt dus concluderen dat als je de intensiteit vermindert, de bewegingen weer gewoon kunnen worden uitgevoerd. Ik zal een aantal voorbeelden bespreken die met kennis, geheugen, intentie en activatie te maken hebben, met daaraan gekoppeld het onderdeel van mentale training dat daar mee te maken heeft.

Problemen met kennis kun je verhelpen door gedachtecontrole en gedachteverandering. De sporter dient geen gedachten te hebben in de toekomst, maar gedachten in het hier en nu.

Een geheugenprobleem kan een 'blokkade' zijn. Blokkades zijn het resultaat van eerdere, negatieve, ervaringen. Bij het uitvoeren van de bewegingen onder dezelfde omstandigheden als bij die negatieve ervaringen, wordt het geheugen weer actief. De gevoelens die daarbij horen zorgen vaak voor verkramping, soms zelfs voor volledige lichamelijke blokkade. Met behulp van verbeelding kan de blokkade nog een keer beleefd en anders geïnterpreteerd worden, zodat die herinnering geen negatieve invloed meer heeft.

Een sporter die geen duidelijke keuze heeft gemaakt, heeft een intentieprobleem. Topsport vereist een bepaalde levensstijl. Sommige dingen moet je doen, andere per se laten. Als een sporter niet goed nadenkt over zijn keuze, dan heeft dit een negatieve invloed op het stellen van doelen en de inzet waarmee die doelen gehaald kunnen worden. Stel dat een sporter twijfelt over stoppen of doorgaan. Hij dient dan een volledig overzicht te hebben van alle argumenten voor en tegen om een juiste keuze te kunnen maken. De techniek die hier goed toe te passen is, is het stellen van doelen.

Tot slot kan een sporter problemen hebben met zijn activatieniveau. Is er te veel wedstrijdspanning dan biedt de mentale training de eerder besproken ontspanningsoefeningen. Hierdoor kan de sporter leren zijn activatieniveau onder controle te houden, en de spanning op het niveau te brengen dat nuttig is voor de sportbeoefening.

Samenvatting

De combinatie van de twee modellen kan verklaren waarom mentale training werkt. Ik denk dat mentale training de afleidende of remmende processen vermindert, en daardoor de ruimte geeft aan de programmaregels die door intensieve, afwisselende training zijn opgebouwd. Mentale training grijpt aan op de hogere processen als emotie, motivatie, aandacht en geheugen. Vaardigheden als ontspanningsoefeningen, doelstellingen, verbeeldingsoefeningen en gedachtecontrole hebben een invloed op deze hogere processen. Belangrijk is te weten dat het om vaardigheden gaat. Vaardigheden zijn te trainen. De bewering dat het 'mentale' niet te leren is, is onzin, evenals de bewering dat iemand die mentaal zwak is, dit ook altijd zal blijven.

Vast onderdeel van de training

De mentale problemen die sporters ervaren, zijn te verdelen in motivatie-, spannings- en aandachtsproblemen. Op basis van wat er tot nu toe besproken is, kunnen deze problemen met behulp van mentale training veranderen en verbeteren. Niet alleen bij individuele, maar ook bij teamsporters is dit het geval. Bij hen spelen, naast het uitvoeren van de getrainde bewegingen, echter ook kennis, geheugen, intentie en activatie een rol (van het individu naar zijn medespelers). Als mentale training vanaf het begin van een sportcarrière systematisch wordt gebruikt, kunnen mijns inziens de meeste problemen voorkomen worden.

Mijn ervaring is dat mentale training werkt (zie voor uitgebreide informatie: Murphy & Jowdy, 1992). Het is echter nog niet bekend hoe de vaardigheden precies een invloed hebben op de verschillende processen. Onderzoek en verdere ontwikkelingen zullen wellicht meer duidelijk kunnen maken. Onze kennis over waarnemen, aandacht, bewegen en mentale training is niet gering, maar er is nog veel te ontdekken. Het is voor mij een uitdaging om mee te werken aan kennisvermeerdering omtrent bewegen in het algemeen, en sporten in het bijzonder.

Door mentale training kunnen sporters in de zogenaamde 'ideale prestatietoestand' komen. Er is veel onderzoek gedaan naar hoe sporters zich voelen voor, tijdens en na hun beste prestatie ooit (persoonlijke records, wereldrecords, kampioenschappen, enz.). Uit het werk van Ravizza (1986) blijkt dat sporters vaak dezelfde antwoorden geven na een topprestatie. De belangrijkste kenmerken van de 'ideale prestatietoestand' zijn:

- activatie in eigen hand hebben;
- controle hebben over opwinding;
- vol energie en toch ontspannen zijn;
- hoge mate van zelfvertrouwen hebben;
- juiste aandachtsgerichtheid;
- gevoel dat je jezelf onder controle hebt;
- positief bezig zijn met de sportwedstrijden (zelfspraak);
- gevoel dat ruimte en tijd niet bestaan;
- geheel in het 'hier en nu' opgaan.

Het zou mijns inziens een streven van iedere sporter, iedere coach, iedere trainer en iedere begeleider moeten zijn om dat specifieke gevoel te krijgen.

Epiloog

Tot slot nog een beschrijving van het gebruik van mentale training bij de nationale teams in de verschillende sporttakken. Het is belangrijk dat de sportpsycholoog of mentale trainer kennis heeft van de mentale eisen die aan de sporters in een bepaalde sport gesteld worden. Ik noem de belangrijkste zaken, daarbij zeker niet de illusie hebbende om volledig te zijn. Experts van de betreffende sporten kunnen gedetailleerder uitleggen wat hun sport inhoudt.

Mentale training en bowlen

Bowlen is een concentratiesport, waarbij met een bal tien pins dienen te worden omgegooid. Een speler heeft twee pogingen om ze alle tien omver te gooien. Lukt het in twee keer, dan heet dat 'spare', lukt het in een keer dan heet het 'strike'. Tien van deze beurten heet een game. Mentale training bij bowlen richt zich vooral op het vasthouden van de aandacht, omdat lang achter elkaar spelen een aanslag is op de aandachtsgerichtheid. Het is de bedoeling bij het bowlen dat je twaalf keer dezelfde beweging maakt. Dit is erg moeilijk. Het leren omgaan met teleurstelling en frustratie is een belangrijk onderdeel van de mentale trainingen.

Mentale training en bridge

Bridge is een concentratiesport, die gespeeld wordt met speelkaarten. Tijdens toernooien is vooral de tijdsduur van de wedstrijden mentaal belangrijk. Verder is bridge een sport waarbij degene die het minste fouten maakt, wint. Bridge kan altijd beter, en er zijn geen perfecte oplossingen voor sommige spellen. Deze onzekerheden horen bij de sport, en het is zaak voor de spelers om dit te accepteren.

Mentale training en taekwondo

Taekwondo is een gevechtssport waarbij voornamelijk met de voeten kan worden gescoord op het bovenlichaam en het hoofd. Het is een explosieve sport; snelheid, wendbaarheid en doorzettingsvermogen zijn erg belangrijk. De mentale training richt zich vooral op het voor honderd procent uitvoeren van de bewegingen, en het kiezen van de juiste bewegingen.

Mentale training en handboogschieten

Handboogschieten is een concentratiesport. Het is belangrijk dat een beweging goed herhaald wordt. De kleinste afleiding kan er al voor zorgen dat de beweging minder vloeiend wordt uitgevoerd. Daarom ligt de nadruk op het omgaan met afleidingen die de beweging negatief beïnvloeden.

Mentale training en ijshockey

Snelheid en felheid spelen een grote rol bij de teamsport ijshockey. Ook hier geldt dat een sporter zijn technieken goed moet uitvoeren en de juiste beslissingen moet nemen. Specifiek voor ijshockey is de periode op de bank tussen twee 'shifts', erg belangrijk voor de spelers. De tijd dat ze op de bank zitten, wordt meestal benut om de voorgaande shift te evalueren. De spelers vertelden dat ze dit altijd op een negatieve manier deden, waardoor de volgende shift vaak ook niet goed ging. De grootste verandering na de mentale training had te maken met die gedachten in de tijd tussen twee shifts.

Mentale training en touwtrekken

De spanning van iedere sporter op zich was een groot aandachtspunt voor de mentale training. Andere problemen konden voorkomen worden door daar aandacht aan te besteden, en problemen met teamleden werden daardoor goed bespreekbaar. De touwtrekkers leerden om te gaan met de afleidingen, zeker bij een WK in eigen land.

Mentale training en schaatsen

Schaatsen is een individuele sport. Wedstrijden worden op verschillende afstanden verreden: 500, 1.000, 1.500, 5.000 en 10.000 meter. Deze afstanden stellen verschillende eisen aan een schaatser, variërend van korte felheid tot het opbouwen van een race. Bij schaatsen is de afleiding vaak de plaats in het klassement. Die plaats is afhankelijk van de tijd die er geschaatst wordt, en die wordt weer bepaald door de schaatstechniek. Bij schaatsen ligt de nadruk dan ook op het richten van de aandacht op de techniek.

Mentale training en softbal

Softbal is een teamsport. De grootste mentale eis voor het team is de aandacht bij de wedstrijd houden, ook al gebeurt er een tijdje niets. Daarnaast stelt de positie in het team mentale eisen aan de individuele sportster. Die eisen zijn verschillend bijvoorbeeld de werpster, de catcher of het outfield. In deze mentale training ligt de nadruk op het optimaliseren van het individuele niveau van de speelsters. Hoe minder persoonlijke fouten er worden gemaakt, des te beter presteert het team.

Mentale training en onderwaterhockey

Onderwaterhockey is een teamsport die ontstaan is uit duiktrainingen. De sport speelt zich af in het zwembad; een team bestaat uit tien spelers waarvan er zes tegelijk in het water liggen. Onderwaterhockey is een snelle sport die veel inzet en concentratie vereist. Het is het voorbeeld van een sport waarbij een goed beleid van de bond de spelers en begeleiders in goede resultaten zijn gaan geloven. Met goede doelstellingen, bijvoorbeeld meerjarenplannen, is de bereidheid groter om hard te trainen. Met andere woorden: alle neuzen staan dezelfde kant op.

Literatuur

Nederlandstalige referenties

Bakker, F.C., & Dudink, A.C.M. (1994). Een overzicht van ontwikkelingen in de sportpsychologie. In: F.C. Bakker, A.C. M. Dudink & J.R. Pijpers (red.), *Sportpsychologie, wetenschap en toepassing IV* (p. 9-47). Amsterdam: VSPN.

Bakker, F.C., Groenendijk, R., & Huijbers, J. (1995). *Geconcentreerd presteren.* Arnhem: NOC*NSF.

Bakker, F.C., & Scheltes, P. (1990). *Presteren onder druk.* Arnhem: NOC*NSF.

Brouwer, W. (1995). De psychologie van de aandacht. In: P. Eling & W. Brouwer (red.), *Aandachtsstoornissen: een neuropsychologisch handboek.* Lisse: Swets & Zeitlinger.

Garfield, C.A. (1989). *Topprestaties.* Utrecht: Kosmos.

Heijden, A.H.C. van der, & Joustra, A.J. (1992). Selectieve aandacht in de visuele waarneming. *Ned. T. Psychol., 47,* 49-72.

Schuijers, R. (1992). Mentale training voor jeugdige sporters in de praktijk. In: M. v.d. Meulen, G.A.B.M. Menkehorst & F.C. Bakker (red.), *Sportpsychologie, wetenschap en toepassing II* (p. 115-125). Amsterdam: VSPN.

Schuijers, R., & Wouters, J.W. (1995). *Sportpsychologie en mentale training.* Niet gepubliceerd manuscript.

Schuijers, R. (1996). Mentale training bij touwtrekkers. *Sportmassage Internationaal, 7,* 200-201.

Smiley, A. (1989). Cognitieve vaardigheden van autobestuurders. In: C.W.F. van Knippenberg, J.A. Rothengatter & J.A. Michon (red.), *Handboek sociale verkeerskunde* (p. 351-370). Assen: Van Gorcum.

Tutko, T., & Tosi, U. (1986). *Psychologie in de sport.* Baarn: De Kern.

Anderstalige referenties

Adams, J.A. (1971). A closed-loop theory of motor learning. *J. Motor. Beh., 3,* 111-150.

Baumeister, R.F. (1984). Choking under pressure: self-consciousness and paradoxical effects of incentives on skillful performance. *J. Personal. Soc. Psychol., 46,* 610-620.

Bernstein, N. (1967). *The coordination and regulation of movements.* Oxford: Pergamon press.

Boutcher, S.H. (1992). Attention and athletic performance: an integrated approach. In: T.S. Horn (ed.), *Advances in sport psychology* (p. 251-265). Champaign, IL: Human Kinetics.

Boutcher, S.H., & Zinsser, N. (1990). Cardiac deceleration of elite and beginning golfers during putting. *J. Sport Exercise Psychol., 12,* 37-47.

Broadbent, D.E. (1958). *Perception and communication.* Londen: Pergamon.

Brown, T.G. (1914). On the nature of fundamental activity of the nervous centres, together with an analysis of the conditioning of rhythmic activity in progression and a theory of evolution of function in the nervous system. *J. Physiol., 48,* 18-46.

Bruner, J.S. (1973). Organization of early skilled action. *Child Develop., 44,* 1-11.

Bunker, L., & Williams, J.M. (1986). Cognitive techniques for improving performance and building confidence. In: J.M. Williams (ed.), *Applied sport psychology* (p. 235-254). Mountain View, CA: Mayfield.

Burton, D. (1992). The Jekyll/Hyde nature of goals: reconceptualizing goal setting in sport. In: T.S. Horn (ed.), *Advances in sport psychology* (p. 267-297). Champaign, IL: Human Kinetics.

Carver, C.S., & Scheier, M.F. (1981). *Attention and self-regulation.* New York: Springer.

Cools, A.R. (1985). Brain and behaviour: hierarchy of feedback systems and control of input. In: P.P.G. Bateson & P.H. Klopfer (eds.), *Perspectives in ethology, vol. 6: Mechanisms* (p. 109-168). New York: Plenum Press.

Cottrell, N. (1968). Performance in the presence of other human beings: mere presence, audience and affiliation effects. In: E. Simmell, R.A. Hoppe & G. Milton (eds.), *Social facilitation and imitative behavior* (p. 91-110). Boston: Allyn and Bacon.

Cratty, B.J. (1984). *Psychological preparation and athletic excellence.* New York, NY: Movement.

Deci, E. (1971). Effect of externally mediated rewards on intrinsic motivation. *J. Personal. Soc. Psychol., 18,* 105-115.

Deci, E. (1975). *Intrinsic motivation.* New York, NY: Plenum Press.

Eberspächer, H. (1990). *Mentale Trainingsformen in der Praxis.* Oberhaching: Sportinform.

Ellis, A. (1962). *Reason and emotion in psychotherapy.* New York, NY: Lyle Stuart.

Festinger, L., Schachter, S., & Back, K. (1950). *Social pressure in informal groups: a study of a housing project.* New York, NY: Harper.

Frank, J.D. (1974). *Persuasion and healing. A comparative study of psychotherapy* (rev. ed.) New York: Schocken Books.

Galen, G.P. van (1980). Handwriting and drawing: a two-stage model of complex motor behaviour. In: G.E. Stelmach & J. Requin (eds.), *Tutorials in motor behaviour.* Amsterdam: North Holland.

Gibson, J.J. (1950). *The perception of the visual world.* Boston, MA: Houghton Mifflin.

Gibson, J.J. (1979). *The ecological approach to visual perception.* Boston, MA: Houghton Mifflin.

Gleitman, H. (1981). *Psychology.* New York, NY: Norton.

Gregory, R.L. (1968). Visual illusions. *Scientific American, 219,* 67, 68, 70.

Hatfield, B.D., Landers, D.M., & Ray, W.J. (1984). Cognitive processes during self-paced motor performance: an electroencephalographic profile of skilled marksmen. *J. Sport Psychol., 6,* 42-59.

Jacobson, E. (1930). Electrical measurements of neuromuscular states during mental activities. Imagination of movement involving skeletal muscles. *Am. J. Physiol., 91,* 547-608.

Jacobson, E. (1938). *Progressive relaxation.* Chicago, IL: University of Chicago Press.

Kahnemann, D. (1973). *Attention and effort.* Englewood Cliffs: Prentice Hall.

Kinsbourne, M., & Hicks, R.E.(1978). Functional cerebral space. A model for overflow transfer and interference effects in human performance. In: J. Requin (ed.), *Attention and performance, vol. VII* (p. 81-97). Hillsdale, NJ: Erlbaum.

Landers, D.M. (1980). Motivation and performance: the role of arousal and attentional factors. In: W.F. Straub (ed.), *Sport psychology: an analysis of athlete behavior* (p. 91-125). New York, NY: Movement.

Lashley, K.S. (1917). The accuracy of movement in the absnece of excitation from the moving organ. *Am. J. Physiol., 43,* 169-194.

Lepper, M., Greene, D., & Nisbett, R. (1973). Undermining children's intrinsic interest with extrinsic rewards. *J. Personal. Soc. Psychol., 28,* 129-137.

Markowitz, H.J. (1988). *Information processing by the brain: views and hypotheses from an physiological-cognitive approach.* Toronto: Hans Huber.

Moran, A. (1993). Attentional skills training: Integrating cognitive and sportpsychology. In: S. Serpa e.a. (eds.), *Proceedings VIII World Congress of Sport Psychology* (p. 371-374). Lissabon: ISSP.

Mulder, Th. (1993). Current topics in motor control: implications for rehabilitation. In: R. Greenwood, M.P. Barnes, Th.M. McMillan & Ch.D. Ward (eds.), *Neurological rehabilitation* (p. 125-134). Edinburgh: Churchill Livingstone.

Murphy, S.M., & Jowdy, D.P. (1992). Imagery and mental practice. In: T.S. Horn (ed.), *Advances in sport psychology,* (p. 221-250). Champaign, IL: Human Kinetics.

Nideffer, R.M. (1986). Concentration and attention control training. In: J.M. Williams (ed.), *Applied sport psychology* (p. 257-269). Mountain View, CA: Mayfield.

Nitsch, J.R. (1985). Psychoregulatives Training im Leistungssport. In: H. Gabler e.a. (eds.), *Psychologische Diagnostik und Beratung im Leistungssport. Orientierungshilfen für die Praxis des Trainers* (p. 145-174). Frankfort: DSB.

Nitsch, J.R. (1991). The organization of motor behaviour: an action-theoretical perspective. In: J.R. Nitsch & R. Seiler (eds.), *Movement and sport. Proceedings of the VIIIth European congress of sport psychology, vol. 2* (p. 3-21). Sankt Augustin: Academia Verlag.

Nitsch, J.R., & Munzert, J. (1991). Handlungsregulation und Techniktraining. In: R. Daugs, H. Mechling, K. Blischke & N. Olivier (eds.), *Sportmotorisches Lernen und Techniktraining* (Internationales Symposium 'Motorik- und Bewegungsforschung' 1989 in Saarbrücken Bd. 1, p. 167-177). Schorndorf: Hofmann.

Orlick, T. (1986). *Psyching for sport.* Champaign, IL: Leisure Press.

Parasuraman, R., & Davies, D. (eds.) (1984). *Varieties of attention.* Orlando: Academic Press.

Pew, R.W. (1974). Human percuptual-motor performance. In: B.H. Kantowitz (ed.), *Human information processing: tutorials in performance and cognition.* Hillsdale: Erlbaum.

Posner, M.I. (1980). Orienting of attention. *Quart. J. Experiment. Psychol., 32,* 3-25.

Precht, H.F.R. (1986). Prenatal motor development. In: M.G. Wade & H.T.A. Whiting (eds.), *Motor development in children: aspects of coordination and control* (p. 53-65). Den Haag: Nijhoff.

Ravizza, K. (1986). Increasing awareness for sport performance. In: J.M. Williams (ed.), *Applied sport psychology* (p. 149- 159). Mountain View, CA: Mayfield.

Reiss, S., & Sushinsky, L. (1976). The competing response hypothesis of decreased play effect: a reply to Lepper and Green. *J. Soc. Psychol., 9,* 27-39.

Roberts, G.C., & Pascuzzi, D. (1979). Causal attributions in sport: some theoretical implications. *J. Sport Psychol., 1,* 195-201.

Sanders, A.F. (1983). Towards a model of stress and human performance. *Acta psychologica, 53,* 61-97.

Sarason, I.G. (1972). Experimental approaches to test anxiety: Attention and the uses of information. In: C.D. Spielberger (ed.), *Anxiety: current trends in theory and research, vol.2* (p. 380-03). New York: Academic Press.

Schmidt, R.A. (1975). A schema theory of discrete motor learning. *Psychol. Rev., 82,* 225-260.

Schmidt, R.A. (1988). *Motor control and learning: a behavioural emphasis.* Champaign, IL: Human Kinetics.

Schomer, H. (1986). Mental strategies and the perception of effort of marathon runners. *Internat. J. Sport Psychol., 17,* 41-59.

Shallice, T. (1982). Specific impairments of planning. In: D.E. Broadbent, & L. Weiskrantz (eds.), *The neuropsychology of cognitive function* (p. 199-209). Londen: The royal society.

Shallice, T. (1988). *From neuropsychology to mental structure.* Cambridge: Cambridge University Press.

Shiffrin, R.M., & Schneider, W. (1977). Controlled and automatic human information processing. II. Perceptual learning, automatic attending and a general theory. *Psycholog. Rev., 84,* 127-190.

Singer, R.N., Murphey, M., & Tennant, L.K. (eds.) (1993). *Handbook of research on sport psychology.* New York: Macmillan.

Treisman, A.M., & Gelade, G. (1980). A feature-integration theory of attention. *Cognit. Psychol., 12,* 97-136.

Turvey, M.T. (1977). Preliminaries to a theory of action with reference to vision. In: R. Shaw & J. Bransford (eds.), *Perceiving, acting and knowing* (p. 211-265). Hillsdale: Erlbaum.

Vroom, V. (1964). *Motivation and work.* New York, NY: Wiley.

Weiner, B., Frieze, I., Kukla, A., Reed, L., Rest, S., & Rosenbaum, R. (1971). Perceiving the causes of success and failure. In: E. Jones, D. Kanouse, H. Kelley, R. Nisbett, S. Valins & B. Weiner (eds.), *Attribution-perceiving the causes of behavior* (p. 95-120). New York, NY: Learning Press.

Wickens, C.D. (1984). Processing resources in attention. In: R. Parasuraman & R. Davies (eds.), *Varieties of attention* (p. 63-102). Orlando, FL: Academic Press.

Yerkes, R.M., & Dodson, J.D. (1908). The relation of strength of stimulus to rapidity of habit formation. *J. Comparat. Neurol. Psychol., 18,* 459-482.

Zajonc, R.B. (1965). Social facilitation. *Science, 149,* 259-274.

Printed in Dunstable, United Kingdom

91342989R00054